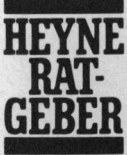

HEYNE
RAT-
GEBER

Kurt Allgeier

Schmerzfrei, fit und schlank durch Akupressur

Originalausgabe

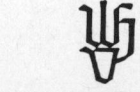

WILHELM HEYNE VERLAG

MÜNCHEN

HEYNE-BUCH Nr. 4676
im Wilhelm Heyne Verlag, München

2. Auflage

Copyright © 1979 by Wilhelm Heyne Verlag, München
Printed in Germany 1980
Fotos: Studio Peter Winkler, München
Umschlagfoto: Bildagentur Mauritius, Mittenwald
Umschlaggestaltung: Atelier Heinrichs, München
Satz: Schaber, Wels
Druck und Bindung: Presse-Druck Augsburg

ISBN 3-453-41335-0

Inhalt

Was ist Akupressur?

Eigentlich sollte das Wichtigste über Akupressur in jedem Erste-Hilfe-Kurs gelehrt werden — und das wird wohl auch bald der Fall sein. Es gibt keine andere Methode der Schmerzausschaltung, der Beruhigung und der Steigerung des Wohlbefindens, die so unproblematisch hilft, so ohne jeden Aufwand, ohne jedes Hilfsmittel und in jeder Situation angewendet werden kann. Die einzige Voraussetzung: man muß über ein paar Punkte an der Körperoberfläche Bescheid wissen. Diese Punkte werden mit dem Finger leicht massiert, manchmal auch nur fest gedrückt. Damit ist alles getan.

Akupressur — das ist die natürlichste aller Heilmethoden, der Anfang der Heilkunst überhaupt. Sie ist nicht nur den Chinesen bekannt, sondern jedem Naturvolk, zumindest bruchstückhaft.

Jedes Kind wendet sie im Notfall an. Instinktiv. Wenn es Schmerzen oder Angst hat oder sich nicht konzentrieren kann, dann drückt es fast automatisch auf einen bestimmten Punkt an der Stirn, an den Schläfen, im Nacken, auf dem Bauch — und das hilft zumindest für den Augenblick. So lange, bis die Mutter die »Behandlung« übernimmt. Das Interessante daran: das Kind drückt nicht etwa da, wo es weh tut, sondern an einer Stelle, die scheinbar mit dem Schmerzort nichts zu tun hat. Das ist Akupressur.

Vieles von dem, was wir als »nervöses Zupfen« am Ohrläppchen oder an der Nase oder am Kinn schon beinahe peinlich berührt zu vermeiden suchen, weil wir meinen, es handle sich um einen Tick, ist Rest einer angeborenen Akupressur. Daran gibt es keinen Zweifel.

Wer nur ein bißchen etwas davon versteht und im zoologischen Garten eine Affenherde beobachtet, der erkennt auch dabei unschwer: sogar Tiere akupressieren sich. Sie haben erfahren, daß es guttut, wenn man sich gegenseitig da oder dort massiert oder beißt oder drückt. Und diese Erfahrung hilft den Tieren, die ja keine Tabletten einnehmen können, wenn ein Zahn schmerzt, wenn die Stimmung trübe ist oder der Magen streikt.

Akupressur — das ist demnach die animalische Ur-Heilweise. Ein Stück Natur, das wir leider weitgehend vergessen haben. Als vor rund zwanzig Jahren in der westlichen Welt die traditionelle Akupunktur wiederentdeckt wurde — eine Heilmethode, die über fünftausend Jahre alt ist —, gab es einen gewaltigen Aufruhr unter Ärzten und Patienten. Man sprach von »billigem Zauber«, von Selbstsuggestion und Hypnosewirkung. Die goldenen und silbernen Nadeln, die bei der Akupunktur an ganz bestimmten Punkten eingestochen werden, verglich man mit Medikamenten ohne Wirkstoffe, mit Placebos, die eben nur deshalb helfen, weil man fest an ihre Wirkung glaubt.

Inzwischen wird die Akupunktur als Bestandteil der Narkose an vielen Universitätskliniken mit Erfolg angewendet, sogar bei schwierigsten Herzoperationen. Die Akupunktur erlaubt dem Arzt, weniger belastende Medikamente einzusetzen, so daß der Organismus geschont und die Heilung wesentlich beschleunigt wird. Das ist besonders dann eine wunderbare Hilfe, wenn der Patient eine medikamentöse Vollnarkose seiner schwachen Verfassung wegen gar nicht durchstehen könnte.

Viele Ärzte verwenden die Akupunktur außerdem bei Nervenleiden, bei chronischen Schmerzen, zur Ausschaltung einer Sucht oder eines ungezügelten Appetits.

Die Akupunktur ist längst auch in der Tiermedizin heimisch

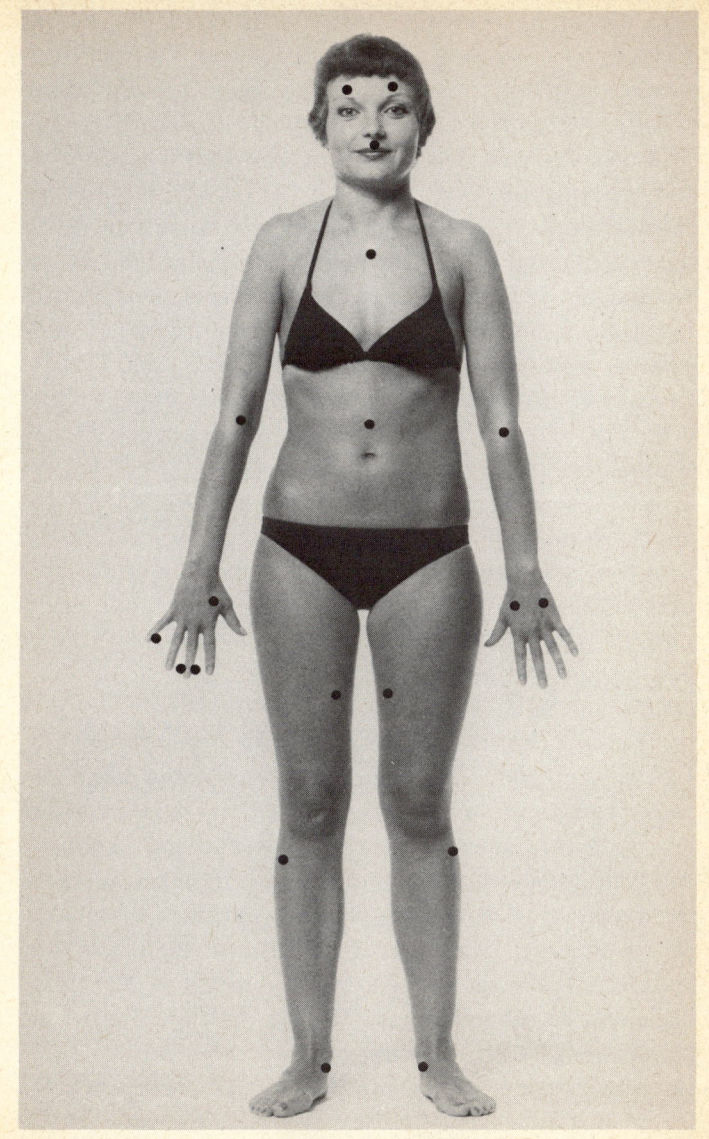

geworden. Viele Tierärzte operieren heute unter Anwendung der Akupunktur-Narkose. Damit ist zugleich auch bewiesen, daß die Heilmethode mit Suggestion oder Hypnose nichts zu tun hat. Ein Tier kann sich mit Sicherheit nicht einbilden, die Schmerzen wären verschwunden, weil ihm der Arzt das eingeredet hat.

Die Akupunktur hat im gnadenlosen Test des medizinischen Alltags der letzten Jahre sicherlich einige Federn lassen müssen. Sie ist nicht — wie in ursprünglicher Euphorie teilweise angenommen wurde — das Allheilmittel, mit dem sich jegliches gesundheitliche Übel aus der Welt schaffen läßt. Gewiß nicht. Aber sie hat sich auf vielen Gebieten glänzend behauptet — und schneller durchgesetzt, als man annehmen konnte.

Selbst einstmals schärfste Kritiker geben inzwischen zu, daß »etwas dran« sein muß. Geblieben ist somit lediglich das Bedauern mancher Wissenschaftler: Wenn man nur endlich exakt wüßte, wie und warum die Akupunktur funktioniert!

Die »sanfte« Schwester

Im Grunde ist die rehabilitierte Akupunktur nur die Verfeinerung der Akupressur, ihre Verstärkung durch Einsetzen von Nadeln. Der Experte, der die Lage der Punkte und ihre Bedeutung ganz genau kennt — und nur er —, kann mit den Nadeln teilweise sehr dramatische Wirkungen auslösen. So dramatisch, daß die Akupunktur in der Hand des Unkundigen sogar zu einem erheblichen Risiko werden kann. Der Herzschlag läßt sich beispielsweise durch eine bestimmte Nadelung so sehr dämpfen, daß eine falsche Anwendung zum Herzstillstand zu führen vermag.

Bei der Akupressur sind solche Gefahren nicht gegeben. Sie ist die ältere, die »sanftere« Schwester der Akupunktur. Sie ist ursprünglicher, natürlicher und viel weniger gewaltsam — gleichwohl in ihrer Wirkung ebenso zuverlässig. Völlig zu Unrecht steht sie noch immer im Schatten der Akupunktur. Tatsächlich unterscheidet sie sich von dieser nur dadurch, daß sie keine Nadeln braucht. Man massiert mit der Hand, eventuell mit einem abgerundeten Stäbchen, etwa dem Ende eines Bleistifts. Die Punkte, auf die es bei beiden ankommt, sind genau dieselben. Das Wirkprinzip ist ebenfalls gleich. Die Akupressur hat aber gegenüber der Akupunktur ganz wesentliche Vorteile:

- Man braucht die Lage der Punkte nicht so genau zu treffen. Während die spitze Nadel nur eine winzige Hautstelle trifft, also hundertprozentig genau eingestochen werden muß, drückt der Finger oder der Akupressurstab stumpf auf eine breite Fläche. Beim Massieren wird diese zusätzlich vergrößert, so daß der entscheidende Punkt praktisch gar nicht verfehlt werden kann.

- Man braucht keinen Arzt, keine stundenlangen Sitzungen, muß keine Einstiche erdulden — und es entstehen keinerlei Kosten.

- Die Akupressur kann jederzeit, an jedem Ort, selbst in der wichtigsten Sitzung oder — zumindest teilweise — auch während des Autofahrens gemacht werden.

- Wer ein wenig von Akupressur versteht — und viel ist wirklich nicht zu lernen —, der kann sich bei zahllosen kleinen Mißbefindlichkeiten selbst helfen.

Mehr noch: er lernt sich selbst kennen. Aus der Empfindsamkeit, ob das entsprechende Organ gesund oder krank ist. Man weiß, ob Beschwerden und Schmerzen harmlos sind, also »weggedrückt« werden können, oder ob es sich um eine ernste Sache handelt, die in die Hand des Arztes gehört. Akupressur macht viele Pillen und Tabletten überflüssig.

Das heißt: keine Kosten. Keine Nebenwirkungen. Keine Abhängigkeit.

Aber: wie funktioniert es nun wirklich?

In der chinesischen Vorstellung von der Harmonie der gesamten Schöpfung gibt es zwei einander entgegengesetzte Energieströme: Yin und Yang.

Yin, das ist in unserer Welt das Weiche, das Nachgiebige, das Ruhige, die Regeneration. Das Weibliche.

Yang, das ist das Harte, das Starke, das Schöpferische, das Aktive. Das Männliche.

Nur wenn Yin und Yang sich im Einklang und im Gleichgewicht befinden, so sagen die Chinesen seit Jahrtausenden, ist die Harmonie gegeben.

Harmonie in den Funktionen des Körpers — das heißt Gesundheit.

Ausgehend von der Erfahrung, daß bestimmte Punkte am Körper dann, wenn sie gereizt werden, irgendwelche Wirkungen auslösen, daß Punkte ganz offensichtlich zu bestimmten Organen gehören, machten sich die Chinesen auf die Suche nach dem Fluß der beiden Energieströme Yin und Yang im Körper. Nach und nach fanden sie die sogenannten »Meridiane« — also Linien, an denen die beruhigenden, drosselnden, die anregenden, aufputschenden und die harmonischen Punkte liegen.

Diese Punkte beeinflussen die Chinesen seit jeher nicht nur mit Akupressur und Akupunktur, wie weithin angenommen wird, sondern auch durch Hitze- und Kälteeinwirkungen.

So wird beispielsweise die Gebärmutter schwangerer Frauen positiv beeinflußt, indem man neben den kleinen Zehen der werdenden Mütter Heilkräuter abbrennt. Einen Hexenschuß kurieren die Chinesen ebenfalls durch Auflegen eines

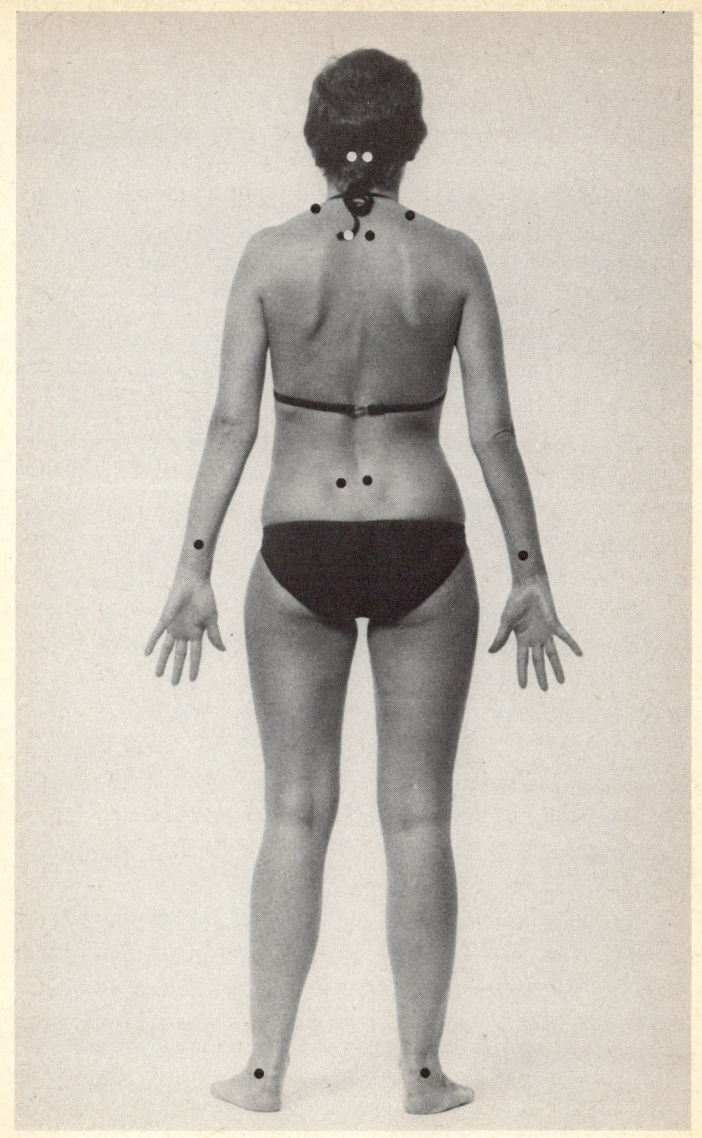

Holzkästchens, in dem ein bestimmtes Kraut verbrannt wird. Bei Rheuma setzen die Ärzte im »Reich der Mitte« Schröpfköpfe: Die Luft in Gläsern wird erhitzt, die Gläser setzt man dann auf bestimmte Stellen der Haut. Beim Abkühlen zieht die Luft die Haut in die Gläser hinein. Diese Hautstellen werden dabei besser durchblutet und das Nervensystem wird »aufgeweckt«.

Doch das sind bereits wieder, wie die Akupunktur, Methoden für den Fachmann.

Akupressur dagegen ist Selbsthilfe für alle. In China wird sie bereits Kindern in der Schule beigebracht und jedermann beherrscht die wichtigsten Punkte.

Daß das, was die Chinesen seit Jahrtausenden tun, irgendwie richtig sein muß, läßt sich heute wissenschaftlich beweisen: der elektrische Hautwiderstand ist an manchen Hautstellen gegenüber anderen, die unmittelbar daneben liegen, deutlich verändert. Genau hier aber liegen die Akupressurpunkte.

Yin und Yang — oder Sympathikus und Parasympathikus?

Nun weiß auch die moderne Medizin, daß das vegetative Nervensystem von zwei voneinander unabhängigen Steuermechanismen beschleunigt oder gebremst wird: vom Sympathikus und vom Parasympathikus.

Der Sympathikus macht mobil. Er rüstet auf. Im Streß etwa beschleunigt er Herzschlag und Atemtätigkeit, liefert den Muskeln vermehrt Zucker und Fette, damit Höchstleistungen möglich werden. Selbst das Blut ist in solchen Augenblicken dank Sympathikus verändert: es gerinnt schneller, damit sich im Fall einer Verletzung eine Wunde schneller schließen kann.

Dabei wird aber auch alles, was im Augenblick unnötig oder hinderlich sein könnte, »abgeschaltet«. Wer sich im harten Streß befindet, ist gleichzeitig unempfindlich für erotische Reize. Seine Verdauung funktioniert allenfalls noch auf Sparflamme. Seine Gedanken sind weitgehend blockiert. Wer in eine Prüfung muß, kennt diese Streßwirkung. Ist die Anspannung, die Aufregung oder die drohende Gefahr vorbei, muß der Körper zum Normalstand zurückfinden. Jetzt tritt der Parasympathikus in Aktion. Er muß auf der einen Seite abbremsen, die unverbrauchten Zucker- und Fettstoffe aus dem Blut herausfischen, auf der anderen Seite aber auch all das wieder in normalen Gang bringen, was während des Streßzustandes abgebremst wird. Die Verdauung muß angekurbelt, die Sexualkräfte und viele andere Körpertätigkeiten, müssen wieder zum Funktionieren gebracht werden.

Das eigentliche Gesundheitsproblem unserer modernen, hektischen Zeit liegt wohl darin, daß das Zusammenspiel zwischen Sympathikus und Parasympathikus nicht mehr richtig funktioniert. Viele Menschen befinden sich unablässig in Hektik und kommen überhaupt nicht mehr zur Ruhe. Sie sind gleichsam ständig aufgerüstet, ohne daß sie jemals körperlich aktiv werden könnten. Der Sympathikus dominiert. Und dabei verkümmern Verdauung, Potenz, Erinnerungsvermögen und viele andere Körperkräfte. Es kommt zu Magengeschwüren und Bluthochdruck, Arteriosklerose, Herzinfarkt und Schlaganfall.

Andere sind bereits so erschöpft, daß sie sich zu besonderen Leistungen gar nicht mehr aufraffen können. Der Parasympathikus überwiegt. Diese Menschen leiden an Kopfschmerzen, haben Depressionen, sind ständig müde und »leer«.

Eine merkwürdige Übereinstimmung mit dem Wissen der alten Chinesen!

Wieso empfindet man eigentlich Schmerzen?

Sie stechen und bohren, reißen, klopfen und ziehen: die Schmerzen. Es gibt dumpfe, scharfe und schneidende — allein schon diese Vielfalt der Empfindungen zeigt, wie umfassend der Begriff Schmerz ist und wie vollkommen das »Organ« sein muß, das so feine Unterschiede wahrzunehmen und in endlos weitgefächerten Varianten widerzuspiegeln vermag.

Erst vor rund zwanzig Jahren gelang den Wissenschaftlern ein erster Einblick in dieses komplizierte Wunderwerk: mit den sogenannten Rezeptoren — den reizaufnehmenden Organen an ihren Enden — reicht das dichte Netz der Gefühlsnerven bis in die letzte Falte des Körpers. Jeder Nerv besitzt viele tausend feinste Fasern, die jeweils mit anderen Aufgaben betraut sind. Vereinfacht dargestellt: die größeren melden die verschiedensten Tastempfindungen zum Gehirn, die kleinen geben elektrische Impulse und die Nachricht von Störungen oder Verletzungen weiter. An der Stelle nun, wo die feinen Fasern mit dem komplizierten Netz der Nervenleitungen verbunden sind, befindet sich eine Art winziger Pforte. Sie spielt bei der Schmerzbildung eine bedeutsame Rolle: nur wenn sie offen ist, können Empfindungen weitergeleitet werden. Das ist einer von vielen Gründen dafür, warum Verletzungen manchmal so schrecklich weh tun und ein andermal überhaupt nicht wahrgenommen werden — warum der eine nichts empfindet, wo der andere vor Schmerzen beinahe verrückt wird.

Die Pforten an den Nervenfasern lassen sich blockieren, so daß weder die Nachricht von der Verletzung zum Gehirn noch die Antwort von dort passieren kann. Nicht nur Medikamente oder elektrische Impulse, auch psychische Kräfte können diesen Durchgang verschließen. So verspürt etwa ein Skifahrer im Augenblick des Sturzes keinen Schmerz, weil er viel zu sehr damit beschäftigt ist, den Fehler zu korrigieren und sich zu retten. Und der Fakir hat Schmerzunempfindlichkeit systematisch trainiert. Umgekehrt sind es aller Wahrscheinlichkeit nach vor allem bereits gemachte böse Erfahrungen, die den Schmerz-Impulsen Tür und Tor öffnen und somit das Leiden vergrößern.

Es hat sich allgemein eingebürgert, von den Schmerzen immer nur als einer besonderen Plage zu sprechen. Man vergißt dabei allerdings völlig, daß sie sehr nützlich und wichtig sind. Ist nämlich irgendwo im Körper etwas nicht ganz in Ordnung, so geben die Schmerzen Alarm. Es ist nicht damit getan, daß man sie mit einer Tablette ausschaltet, vor allem dann nicht, wenn sie immer wieder an derselben Stelle auftreten. Wer den unbequemen Mahner zum Verstummen bringt, ist dem Unheil damit keineswegs entronnen. Schmerzen, auch ständige Kopfschmerzen, sind ein Signal, zum Arzt zu gehen, damit er die Ursache findet.

Böse und sinnlos sind sie allerdings geworden, wenn sie sich selbständig gemacht haben und chronisch auftreten, so daß auch die stärksten Mittel versagen. Selbst ein amputiertes Bein kann auf diese Weise noch schlimme Schmerzen verursachen.

Die »selbstgebauten Drogen«

Erst seit wenigen Jahren ist bekannt, daß der menschliche Körper Substanzen produziert, die sich in ihrer Struktur kaum von Drogen unterscheiden. Diese »Drogen« aber — in ihrer Produktion ebenfalls von Sympathikus und Parasympathikus abhängig — sind letztlich verantwortlich für unser Wohlbefinden, für den Schmerz, für das Verlangen nach

Genuß, für Launen und Lustempfinden, Gemüt und Reaktionen.

Bei Spiel, Sport, Tanz, bei Sex und vielen anderen Dingen, die Spaß bereiten, schüttet der Körper besonders viele sogenannte »Endorphine« aus, so daß sich der Mensch in eine Euphorie hineinsteigern kann. Bei lebensgefährlichen Verletzungen scheint das ähnlich zu sein: die Droge blockiert das Schmerzempfinden. Deshalb haben sehr schwer Verletzte in der Regel keine Schmerzen.

Der Weg, das Wesen des Schmerzes zu ergründen, ist noch weit. Doch so viel glauben die Wissenschaftler heute schon zu wissen: Wer zu wenig Endorphine besitzt (weil der Körper zu wenig davon herstellt), der ist depressiv und ängstlich. Wer zu viele hat (weil der Körper fälschlicherweise zuviel davon produziert), der ist überdreht, geisteskrank.

Tatsächlich gelang es schon bei Kranken, Endorphine aus dem Blut »herauszufiltern« — und sie damit gesund zu machen.

Der einfachere Weg: Yin und Yang müssen in Harmonie gebracht werden, dann regelt der Körper solche Probleme von selbst.

Es ist kein Wunder, daß die Frage für die Wissenschaft immer dringender wird: Läßt sich das vegetative Nervensystem beeinflussen?

Die Antwort darauf gibt die Akupressur: Durch das Drücken oder Massieren der richtigen Punkte können über die Nervenbahnen Signale zu den Schaltzentren im Gehirn geleitet werden. Je nachdem, von welchem Punkt der Haut sie ausgehen, wird Beruhigung oder Belebung ausgelöst. Es werden Schmerzen blockiert oder der Körper empfindsamer gemacht. Es wird das Verlangen und die Abhängigkeit von Genußgiften gedrosselt und der Wille gestärkt. Oder der

gesamte Organismus erfährt ganz einfach eine bisher unge-
kannte Ausgeglichenheit. Er fühlt sich wohl. Das ist eine
riesige Chance — die keiner ungenutzt lassen sollte.

Wie macht man es richtig?

Der Fachmann kennt heute weit über tausend Akupressurpunkte am menschlichen Körper, und ständig werden neue
entdeckt. So kam beispielsweise zur traditionellen chinesischen Akupressur im Westen die Ohrakupressur, die den
Chinesen unbekannt war.

Natürlich ist es für den »gewöhnlichen Sterblichen« nicht
wichtig, alle diese Punkte oder auch nur einen Großteil
davon zu kennen. Jeder Mensch weiß sehr bald, wo seine
ganz spezifischen »Schwächen« liegen und welches halbe
Dutzend Punkte er wirklich braucht.

Die Akupressurpunkte liegen auf zwölf Hauptmeridianen
und zwei Nebenmeridianen. Auf jedem Meridian findet sich:

- Ein Anregungspunkt. Das ist die Stelle, deren Reizung das
  entsprechende Organ belebt und aktiviert.
- Ein Dämpfungspunkt. Das ist die Stelle, durch deren Be-
  einflussung man das dazugehörende Organ beruhigen
  und seine Nervosität drosseln kann.
- Zwei Harmonisierungspunkte. Sie liegen am Anfang und
  Ende des Meridians. Wenn sie gedrückt oder massiert
  werden, kommen Antrieb und Beruhigung in Gleich-
  klang.

Wer abnehmen, von der Zigarette wegkommen oder seine
Zahnschmerzen dämpfen will, der braucht nicht zu wissen,
wo der entsprechende Meridian verläuft. In diesem Buch
findet er genau angegeben den hilfreichen Punkt, den er zu
drücken hat. Man schlägt also das entsprechende Stichwort
auf — schon kann die »Behandlung« beginnen.

Das Schöne dabei: der Körper hilft mit. Der gesuchte Punkt »meldet sich«, wenn man ihn sucht. Er ist empfindsamer als seine Umgebung, so daß man ganz genau weiß, ob man richtig drückt oder nicht.

Und noch eins: Je häufiger man akupressiert, um so rascher stellt sich der Erfolg ein. Der gedrückte Punkt wird schon nach kurzer Zeit »sensibilisiert«. Er wird richtiggehend aufgeweckt. Beim ersten Versuch wird der Erfolg der Akupressur relativ bescheiden sein. Der Punkt ist gleichsam »eingerostet«. Lassen Sie sich nicht entmutigen! Schon beim zweiten Versuch verspüren Sie eine deutliche Wirkung. Und sie wird sich immer mehr steigern. Schließlich werden Sie soweit sein, daß Sie den entsprechenden Punkt nur noch für Sekunden berühren müssen, um sofort »geheilt« zu sein.

● Wenn Sie also zum erstenmal versuchen, sich mit der Akupressur vertraut zu machen, dann beginnen Sie nicht mit massivem oder gar gewaltsamem Drücken und Kneifen. Je leichter, gefühlvoller Sie sich an einen Punkt herantasten, um so leichter finden Sie ihn und um so rascher erzielen Sie die gewünschte Wirkung.

● Lassen Sie die Kuppe Ihres Zeigefingers, des Mittelfingers oder des Daumens — in manchen Fällen erweist sich der Ringfinger als besonders brauchbar — mit sanftem Druck leicht über der gesuchten Stelle kreisen. Später, wenn Sie sicherer geworden sind, dürfen Sie schon auch einmal kräftiger zupacken, bei manchen Schmerzen sogar energisch kneifen.

● Versuchen Sie, sich vor jeder Akupressur — soweit möglich — zu entspannen. Und wären es nur einige ruhige, tiefe, gleichmäßige Atemzüge. Schalten Sie für einen kurzen Augenblick ab.

● Wenn die Akupressur nicht anspricht, dann haben Sie möglicherweise die richtige Stelle nicht gefunden. Wahrscheinlicher ist aber, daß Sie an einer ernsten organischen Störung leiden, die vom Arzt behandelt werden muß. Betrachten Sie die Akupressur deshalb als Gradmesser Ihres Gesundheitszustandes: Verschwinden Beschwerden durch die Akupressur, dann waren sie harmloser Natur. Kehren Sie ständig an derselben Stelle wieder, muß man zum Arzt gehen. Möglicherweise liegt eine ernstere Sache vor.

● Akupressur ist eine Hilfe bei Unpäßlichkeiten — und eine vorbeugende Maßnahme, die sehr wohl helfen kann, Krankheiten zu verhindern. Sie ist keine Heilmethode bei schwerer Erkrankung und kann weder das Medikament bei schweren Infektionen noch die Operation etwa im Falle einer Blinddarmentzündung ersetzen.

Wohl aber kann die Akupressur jede andere Therapie begleiten — sie darf deshalb auch bei schwerer Krankheit zusätzlich zu anderen Maßnahmen vorgenommen werden.

Wann darf n i c h t akupressiert werden?

Eigentlich gibt es nur einen einzigen Fall:
Bei schweren organischen Herz- und Kreislauferkrankungen heißt es: Finger weg von der Akupressur. Die Möglichkeit eines unliebsamen Zwischenfalls ist zwar gering, sie kann jedoch nicht ausgeschlossen werden.

Manche Akupressuren sollte man zudem nicht vornehmen, wenn man sehr erschöpft oder übermüdet ist. Es empfiehlt sich dann, erst zur inneren Ruhe zu finden.

Schließlich muß man von Akupressuren absehen, wenn der entsprechende Punkt, der gedrückt werden muß, entzündet ist oder sich während der Akupressur verändert. Nur eine völlig gesunde Hautstelle darf massiert oder gepreßt werden.

Abnehmen

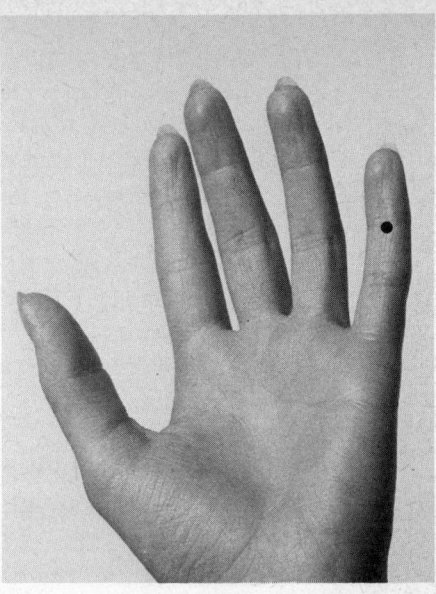

Naturgemäß geht es dabei in allererster Linie darum, den Appetit zu dämpfen, ruhig zu werden, und eine gewisse Müdigkeit abzuschütteln. Entsprechend soll bei jedem Schlankheitsprogramm, aber auch immer dann, wenn man Lust verspürt, etwas zu naschen, immer wenn der Magen knurrt, einem das Wasser im Mund zusammenläuft, akupressiert werden. Man kann ein ganzes Programm vornehmen — etwa jeden Morgen — oder sich einen Punkt heraussuchen.

Ein Punkt, der vom Essen ablenkt, den Willen stärkt und die Müdigkeit wegbläst, liegt genau in der Falte zwischen dem ersten und zweiten Glied des kleinen Fingers:

Nehmen Sie den kleinen Finger zwischen Zeigefinger und Daumen der anderen Hand. Kneifen Sie mit dem Nagel des Daumens genau auf die Falte (nicht zu fest, aber auch nicht zu zaghaft). Wiederholen Sie den Druck ungefähr im Rhythmus des Pulsschlags. Machen Sie dasselbe mit dem kleinen Finger der anderen Hand. Diese Akupressur kann in jeder Stunde einmal wiederholt werden.

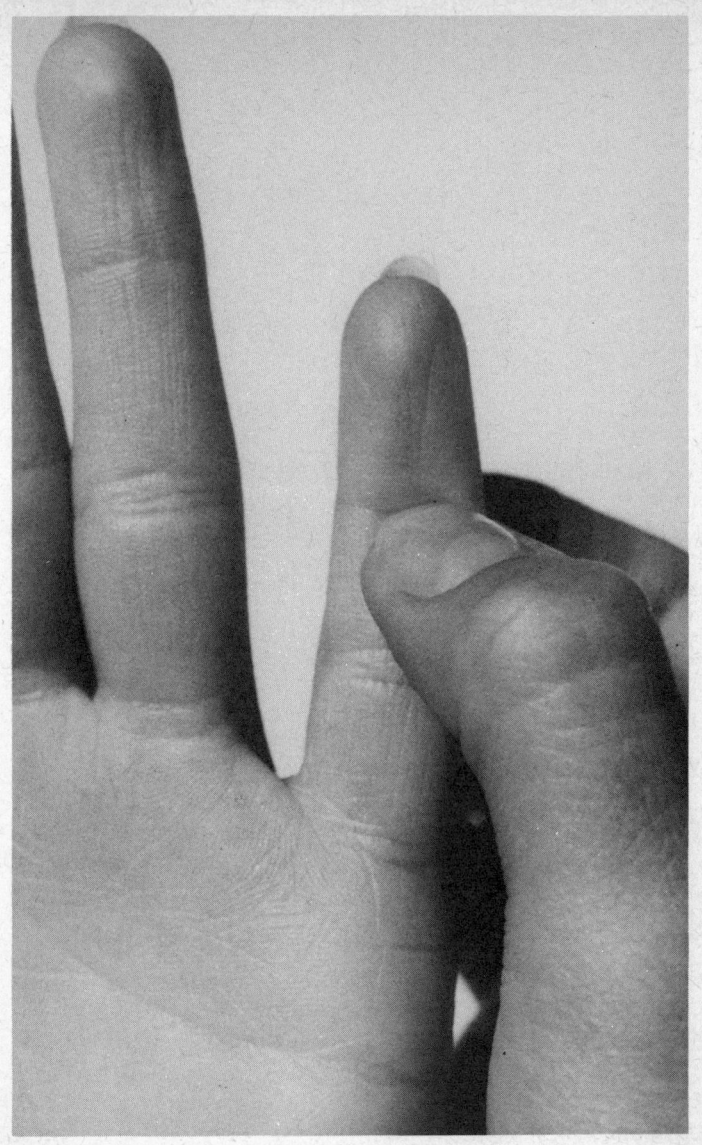

Abnehmen
(Fortsetzung)

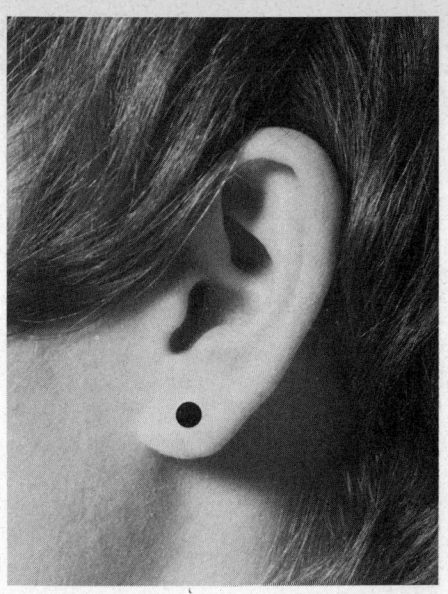

Zweiter Schritt: Reiben Sie das Ohrläppchen. Nehmen Sie das ganze Ohrläppchen (am besten das rechte) zwischen Daumen und Zeigefinger und reiben Sie es ein paar Sekunden lang. Dieselbe Übung kann immer wiederholt werden, wenn sich der Appetit meldet.

Dr. Frank R. Bahr empfiehlt eine Akupressur, die Sie wiederum bei Schulkindern beobachten können, die das instinktiv machen:

Drücken Sie das Bleistiftende genau zwischen Nase und Oberlippe. Und bewegen Sie dann die Oberlippe nach oben und unten. Der Punkt, der dabei akupressiert wird, liegt innen über den Zähnen, die in diesem Fall die Akupressur übernehmen.

Sehen Sie (als möglichen vierten Schritt) dazu auch das Stichwort »Hunger« auf Seite 70.

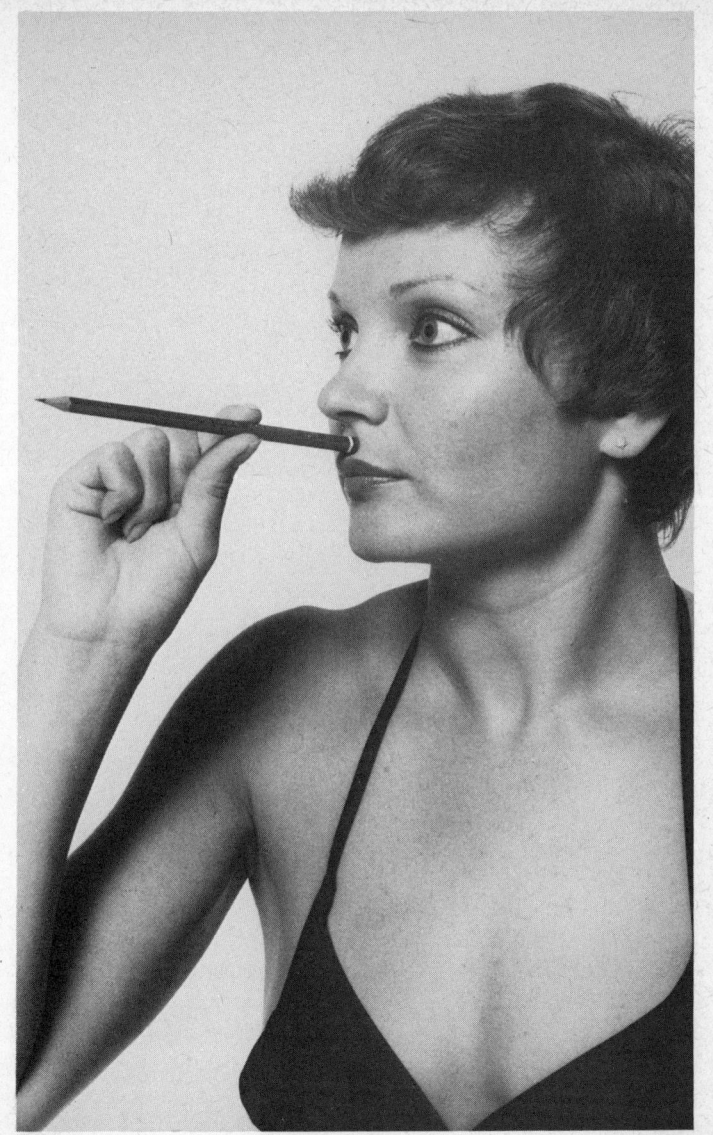

Angina pectoris

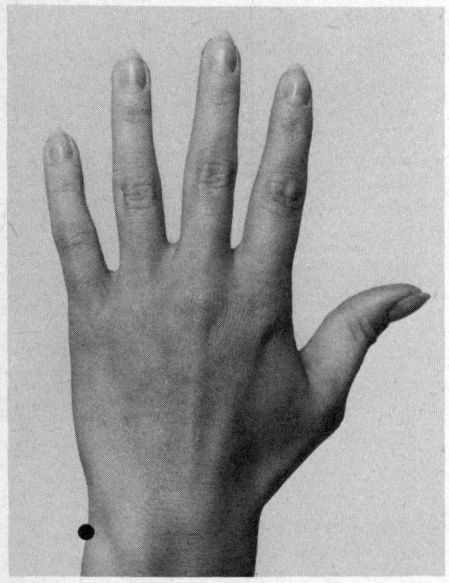

Die Akupressur von zwei Punkten am Handgelenk beruhigt den Krampf in den Herzmuskeln.
Der eine Punkt liegt unmittelbar unter dem Handballen an der Seite des kleinen Fingers.

Man drückt den Daumen nicht zu fest in die deutlich spürbare Vertiefung zwischen Arm und Hand. Nach einigen Sekunden wechselt man die Hand und wiederholt dasselbe.

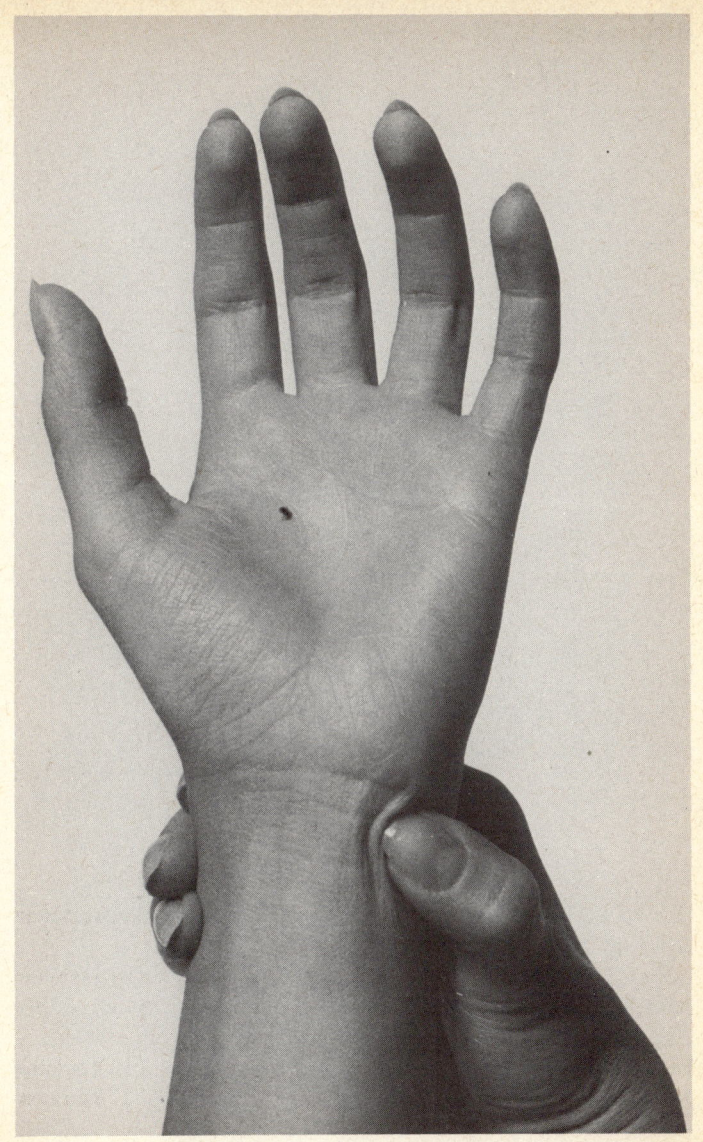

Angina pectoris (Fortsetzung)

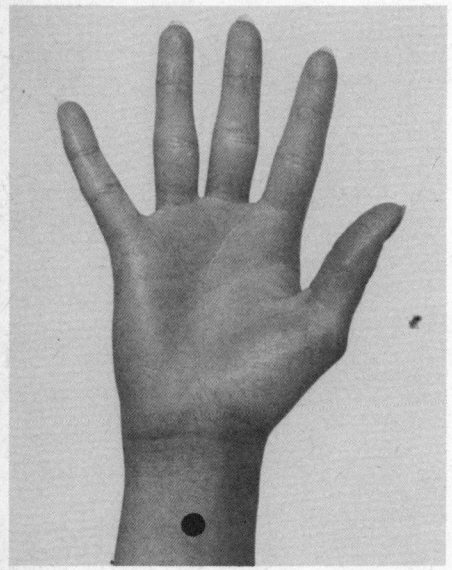

Der zweite Punkt liegt drei Finger breit unter dem Rand des Handtellers in der Mitte des Unterarms.

Man legt den Ringfinger an den Rand der anderen Hand, Mittelfinger und Zeigefinger daneben. Dann drückt man mit dem Zeigefinger zu. Man tut das wiederum einige Sekunden lang, abwechselnd an beiden Händen, nachdem der erste Herzpunkt akupressiert wurde.

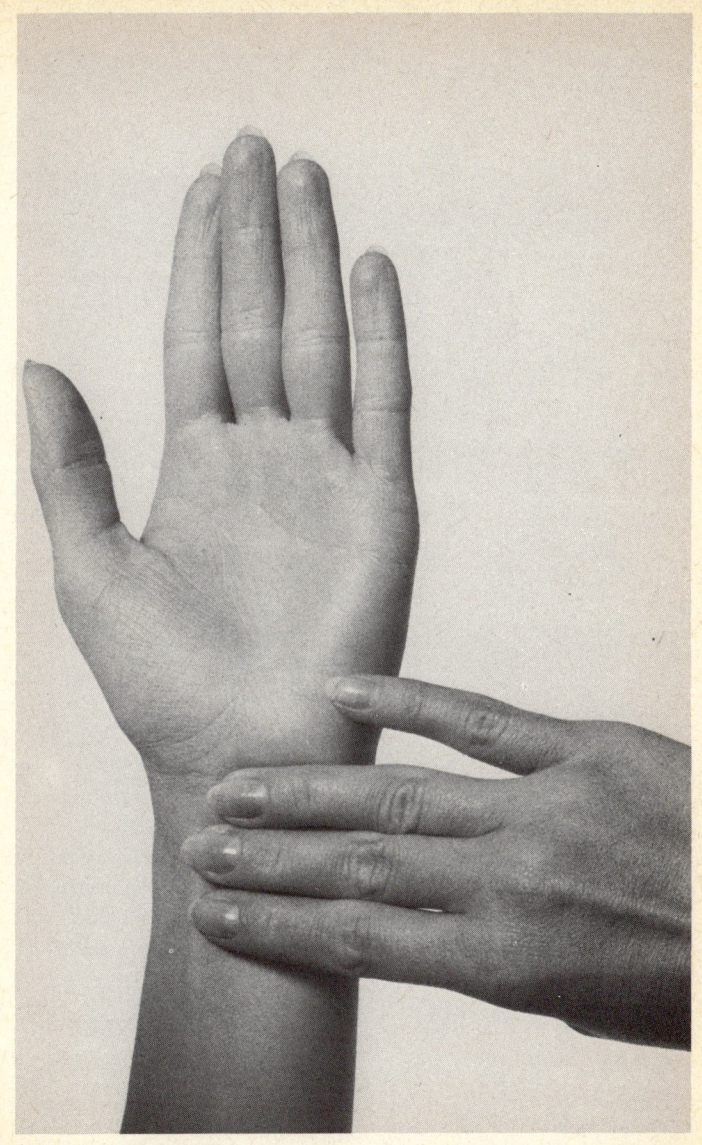

Angst

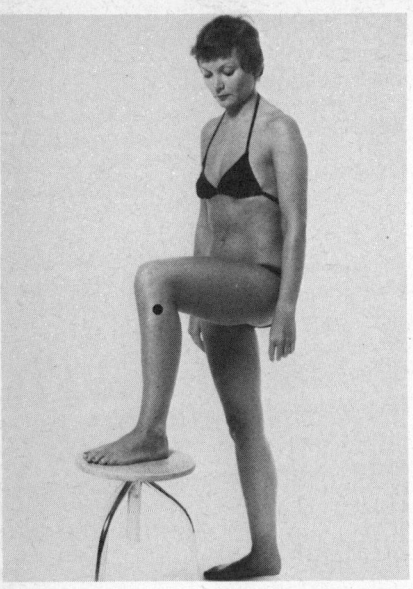

Der Harmonisierungspunkt des »inneren Gleichgewichts« liegt eine Handbreit unterhalb der Kniescheiben, seitlich direkt unter dem Kopf des Schienbein-Knochens.

Setzen Sie sich entspannt auf einen Stuhl, legen Sie die Knie nebeneinander. (Nicht pressen!) Tasten Sie die Kniescheibe ab und legen Sie dann vier Finger unterhalb von ihr auf das Schienbein. Nun ziehen Sie die Hand so lange zurück, bis der kleine Finger einen Punkt ertastet hat, der sehr empfindlich ist. Drücken Sie mit beiden Mittelfingern gleichzeitig, kräftig und ausdauernd zu.

Das darf bis zu fünf Minuten dauern. Es kann drei- bis viermal täglich wiederholt werden. Dabei wird der Druck jedesmal leichter, weil der Punkt »reagiert«: er wird noch empfindsamer.

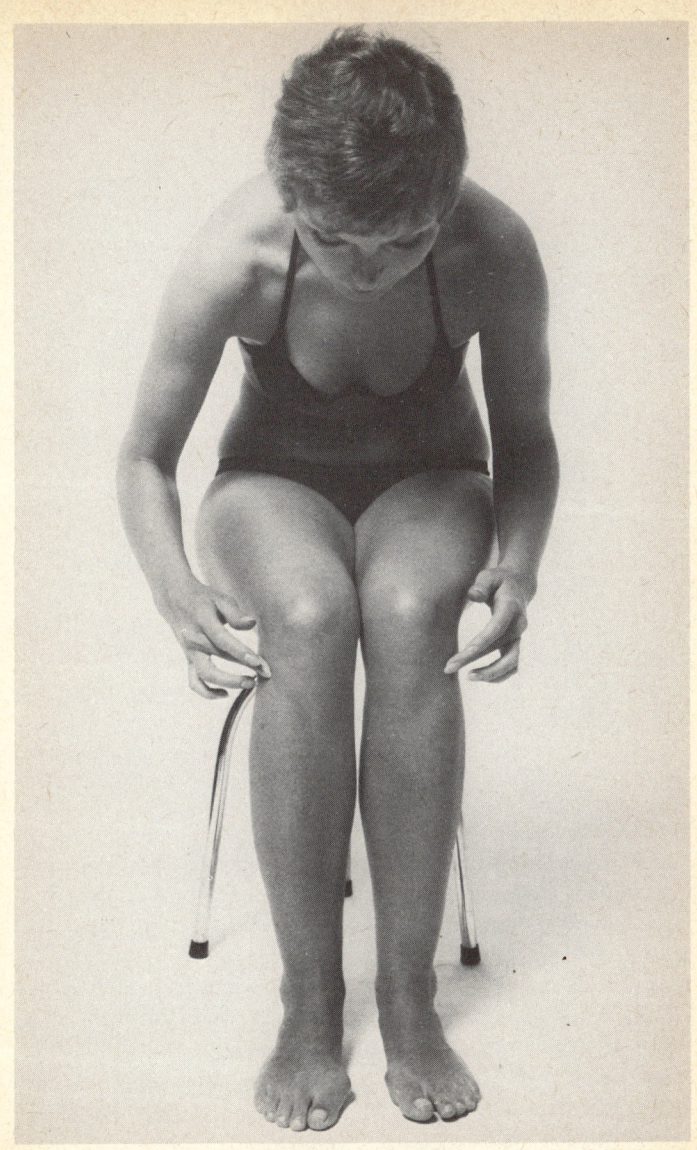

Asthma

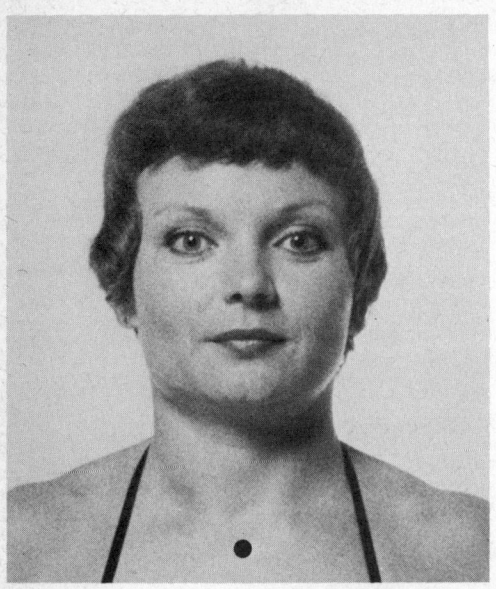

Genau in der Mulde zwischen den Schlüsselbeinen über dem Brustbein ist der Punkt, der die Verkrampfung bei Asthma-Anfällen löst (und dessen Aktivierung den Anfällen auch vorbeugt).

Man drückt den Punkt leicht mit dem Zeigefinger und schiebt die Haut gegen die Knochen hin. Das tut man drei- bis fünfmal täglich. Meistens genügen wenige Sekunden.

Erschrecken Sie nicht, wenn der Punkt hinterher etwas weh tut. Das ist ganz normal.

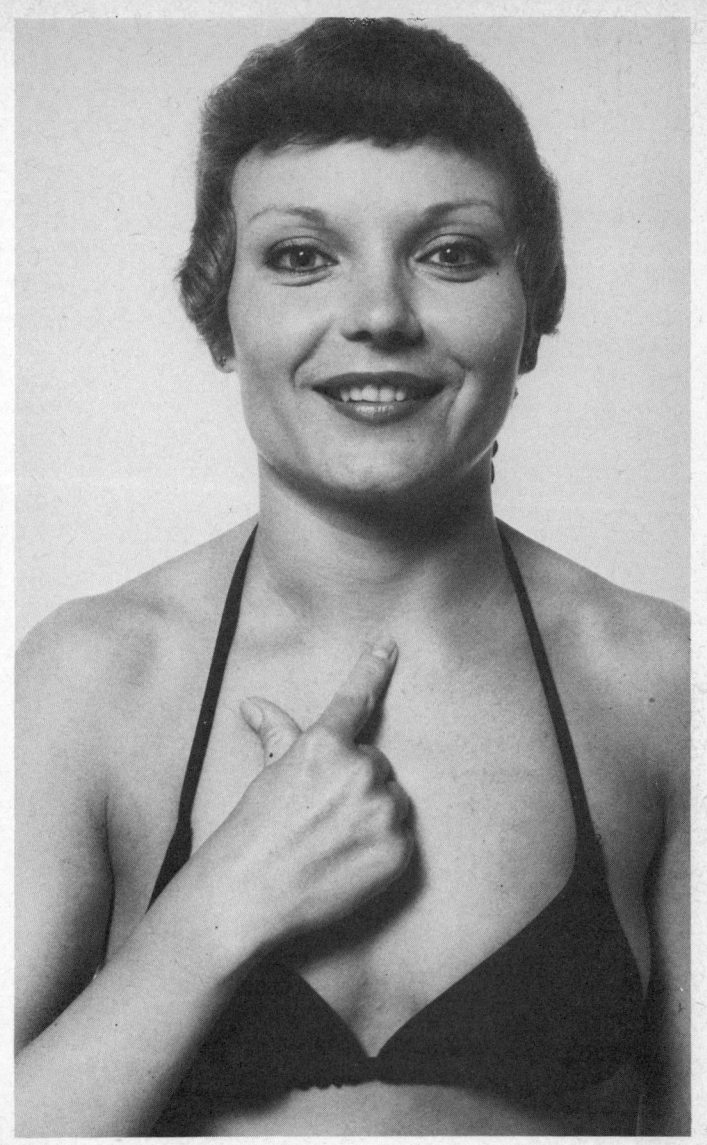

Atemnot

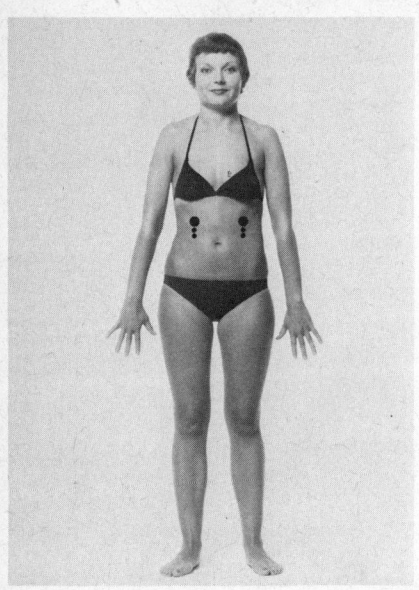

Wenn Sie nach Luft ringen müssen, also auch draußen an frischer Luft unter Atemnot leiden, dann hilft die Akupressur der beiden »Lungenpunkte«: Sie liegen zwischen der dritten und vierten Rippe von unten, senkrecht unter den Brustwarzen.

Setzen Sie den kleinen Finger unter den Brustkorb, den Ringfinger über die zweite Rippe, dann kommt der Zeigefinger genau an die richtige Stelle zwischen der dritten und vierten Rippe zu liegen. Drücken Sie leicht zu. Eigentlich genügt ein etwas intensiveres Streicheln dieses Punktes. Man tut das auch nur ein paar Sekunden lang — aber immer wieder. Je häufiger, desto besser.

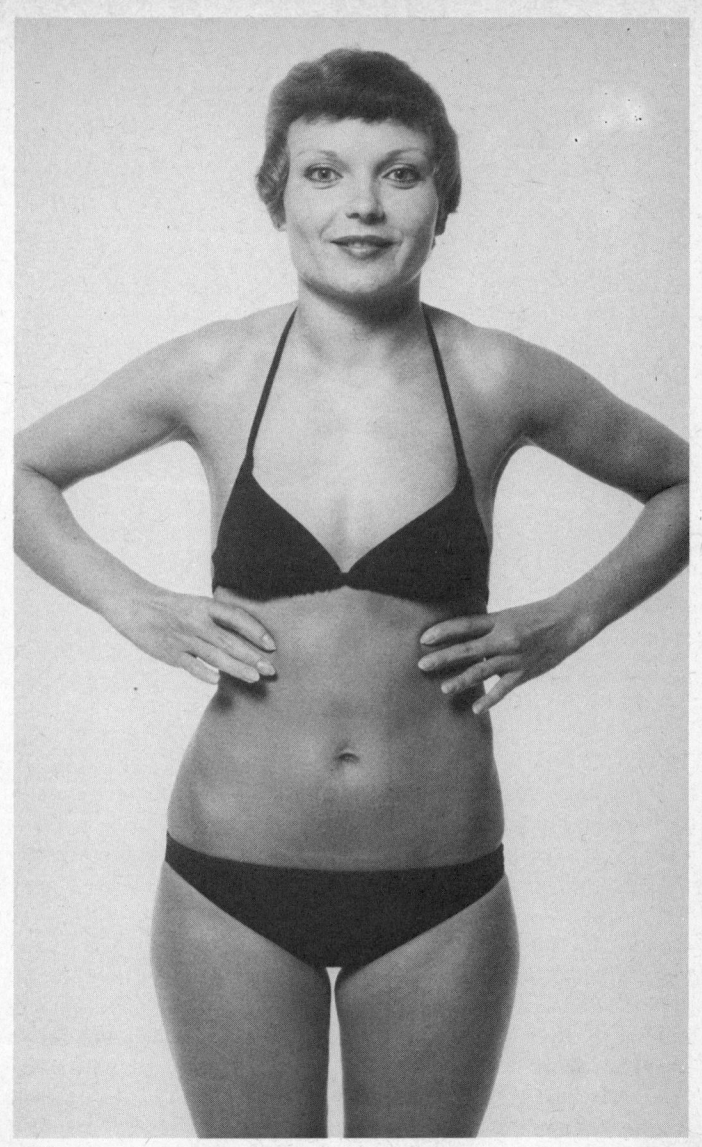

Augenschmerzen

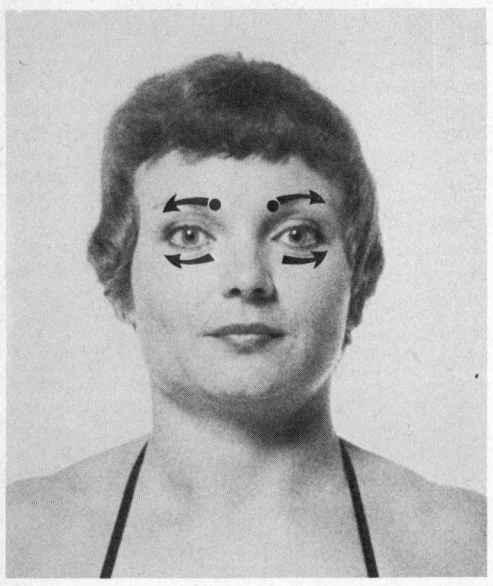

Wenn die Augen brennen oder flimmern, nach Überanstrengungen oder bei besonderer Ermüdung, massiert man normalerweise automatisch die Augäpfel. Besser und wirkungsvoller ist die Massage der Haut rund um die Augen.

Setzen Sie beide Mittelfinger an die Nasenwurzel und streichen Sie leicht die Augenbrauen entlang bis zu deren Ende. Kehren Sie zurück zum Ausgangspunkt und ziehen Sie diesmal, wiederum leicht, fast spielerisch den Bogen unter den Augen über das Jochbein bis zum Ende der Augen.

Fünf solcher Kreisbewegungen genügen.

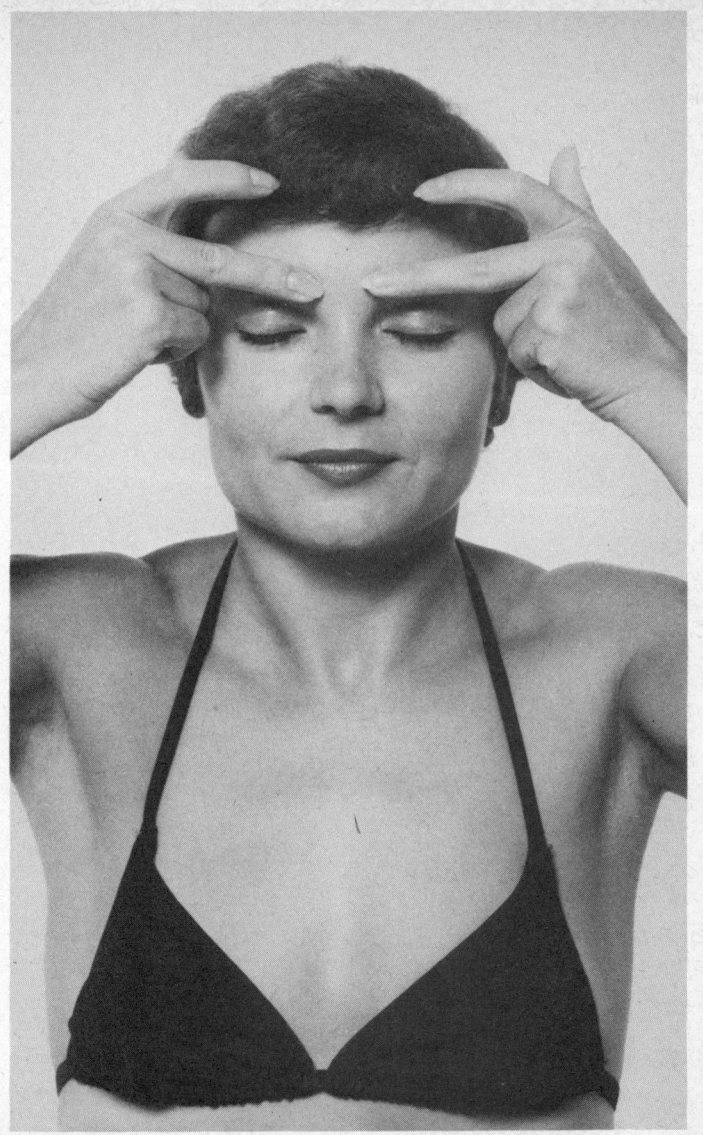

Bandscheiben-
schmerzen

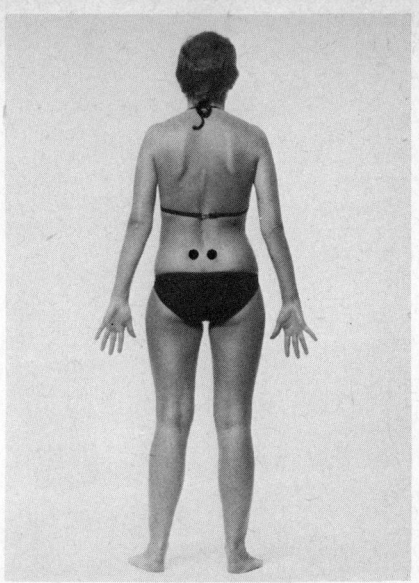

Rechts und links der Wirbelsäule, unmittelbar über den Beckenknochen, liegen die beiden Punkte, durch deren Drücken man
Rückenschmerzen loswird.

Man sucht über den Hüften den oberen Beckenrand, tastet die
Mitte zwischen den Hüften und der Wirbelsäule ab und drückt den
so gefundenen Punkt fest mit beiden Daumen. Falls Sie einen
stechenden Schmerz verspüren, wissen Sie, daß die richtige Stelle
gefunden ist. Der Schmerz tritt aber nicht in jedem Fall auf.

Besser als das Selbst-Akupressieren ist in diesem Fall die Hilfe eines
Partners.

Legen Sie sich ausgestreckt hin und bitten Sie Ihren Helfer, an der
bezeichneten Stelle zu drücken. Man kann diese Behandlung drei-,
viermal am Tag wiederholen und jedesmal zwei, drei Minuten lang
drücken.

Hilfreich ist es, wenn in diesem Fall vor der Akupressur verspannte
Muskeln des Rückens, vor allem Verhärtungen in der unmittelba-
ren Nähe der Wirbelsäule, leicht massiert werden.

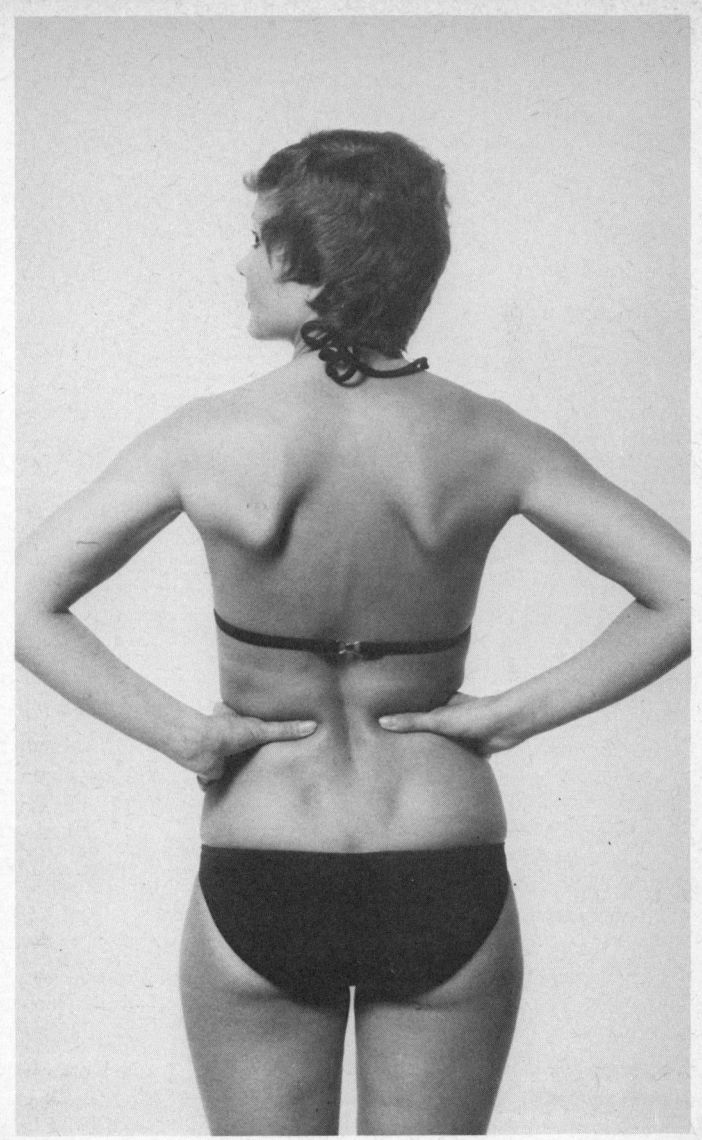

Bauchschmerzen

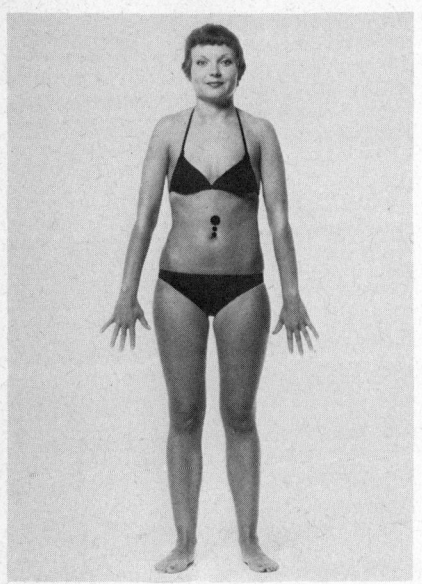

Bei allen Magenbeschwerden, bei Völlegefühl, aber auch bei Verdauungsbeschwerden hilft ein Punkt in der Magengrube, der Harmonisierungspunkt für Magen und Darm:

Legen Sie drei Finger über den Bauchnabel. Unter dem obersten Finger liegt der gesuchte Punkt.

Massieren Sie diesen Punkt mit langsamen, kreisenden Bewegungen. Ganz leicht, aber ausgiebig. Wenigstens zwei Minuten lang. Wiederholen Sie diese Akupressur mehrmals am Tag.

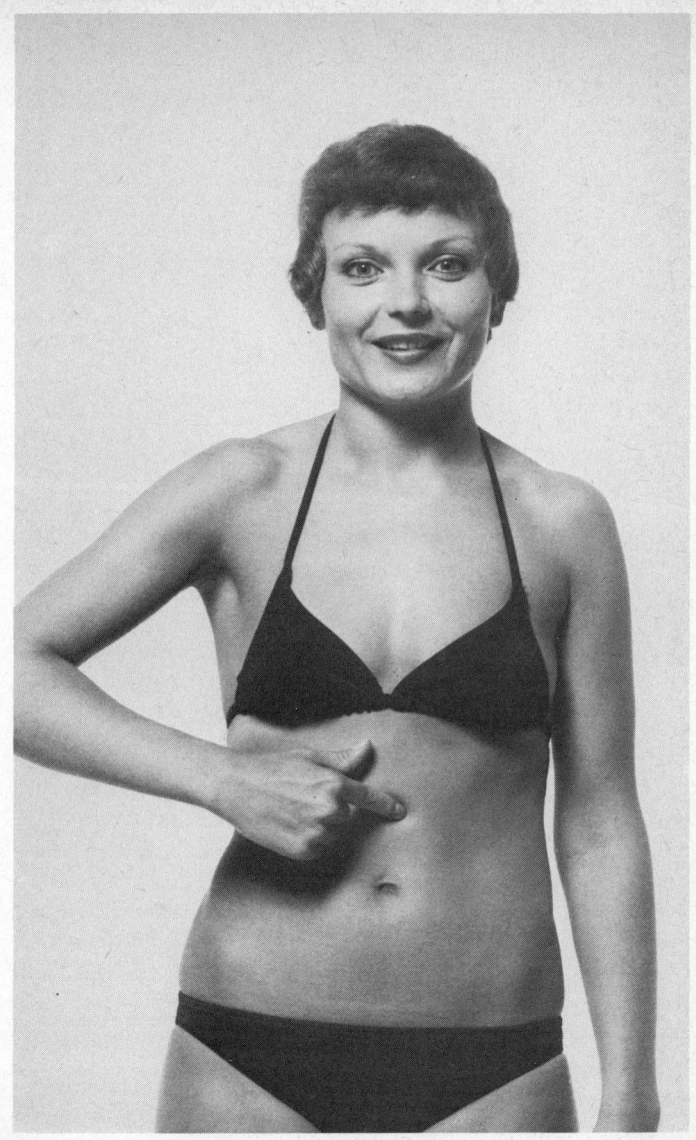

Chronische Schmerzen

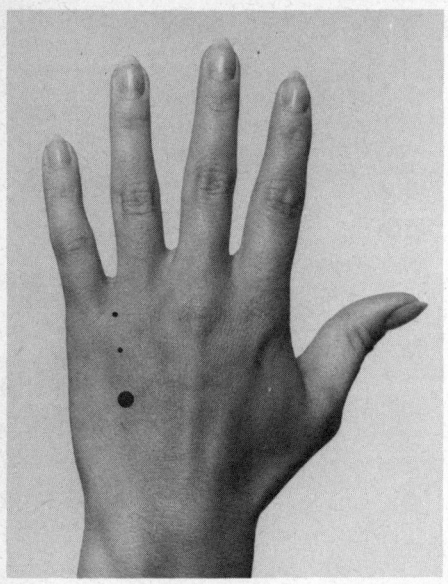

Ein sehr hilfreicher Punkt bei Schmerzen, die nichts mehr mit Alarmsignalen zu tun haben, sondern chronisch ohne erkennbare Ursache auftreten — aber auch bei heftigen Schmerzen infolge einer chronischen Erkrankung — findet sich auf dem Handrücken.

Legen Sie den Zeigefinger der einen Hand zwischen die Knöchel des kleinen Fingers und des Ringfingers der anderen Hand. Reihen Sie Mittelfinger und Ringfinger an. Der gesuchte Punkt liegt dann genau unter dem Ringfinger. Drücken Sie leicht, aber anhaltend bis zu fünf Minuten lang.

Akupressieren Sie immer jene Hand, die zur schmerzenden Körperseite gehört, bei besonders schlimmen Schmerzen beide Hände.

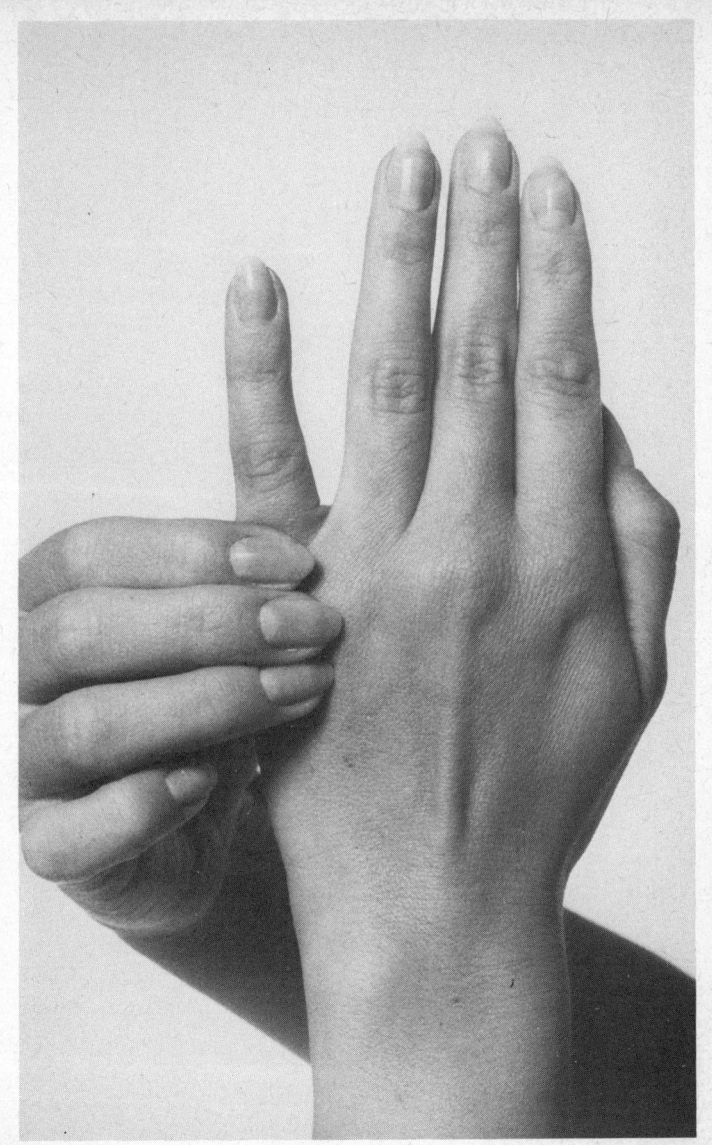

Depressionen

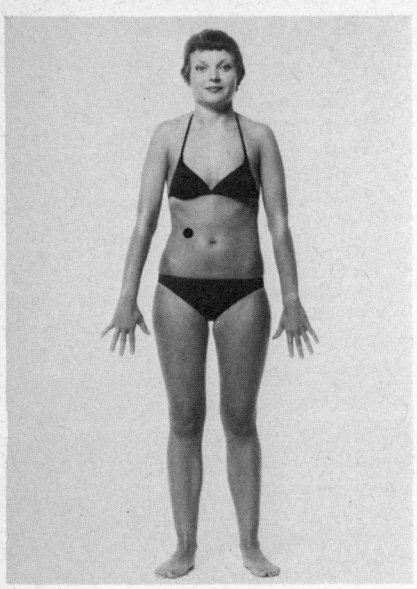

Bei psychischen Verstimmungen aller Art, bei schlechter Laune und sogar bei schweren Depressionen hilft ein Punkt in der Gegend der Leber im rechten Oberbauch.

Suchen Sie die unterste Rippe, legen Sie dort die Hand so an, daß der Zeigefinger unter dem Rippenbogen liegt. Und nun drücken Sie mit dem Ringfinger einige Male kurz, aber fest zu.

Sollten Sie dabei Schmerzen verspüren, ist möglicherweise die Leber erkrankt. Hier ist eine Untersuchung durch den Arzt angezeigt.

Die Depressions-Akupressur kann beliebig oft am Tag wiederholt werden.

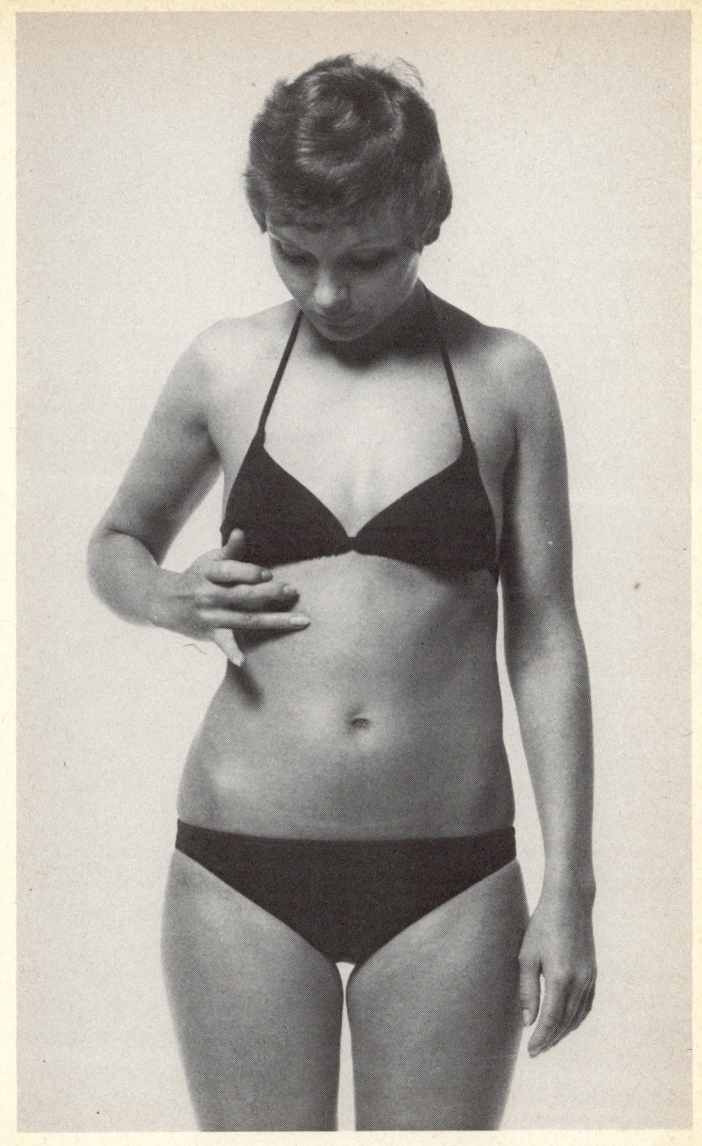

Durchblutungsstörungen

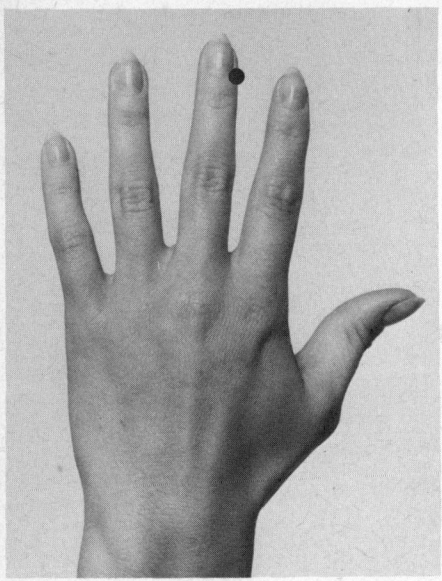

Wenn die Beine Sorgen bereiten, weil der Blutkreislauf ins Stocken gerät, wenn Gefäße verstopft oder halb verschlossen sind, wenn Wunden an den Unterschenkeln schlecht oder gar nicht heilen wollen, bei offenen Beinen und Krampfadern kann Linderung erreicht werden, wenn man sich folgendermaßen akupressiert:

Man kneift mit dem Fingernagel des Daumens leicht, rhythmisch neben den Nagel des Mittelfingers. Versuchen Sie, ungefähr das Tempo des Pulsschlags zu treffen. Wechseln Sie nach einer Minute die Hände. Nicht zu fest drücken!

Diese Übung kann vier- bis fünfmal täglich wiederholt werden.

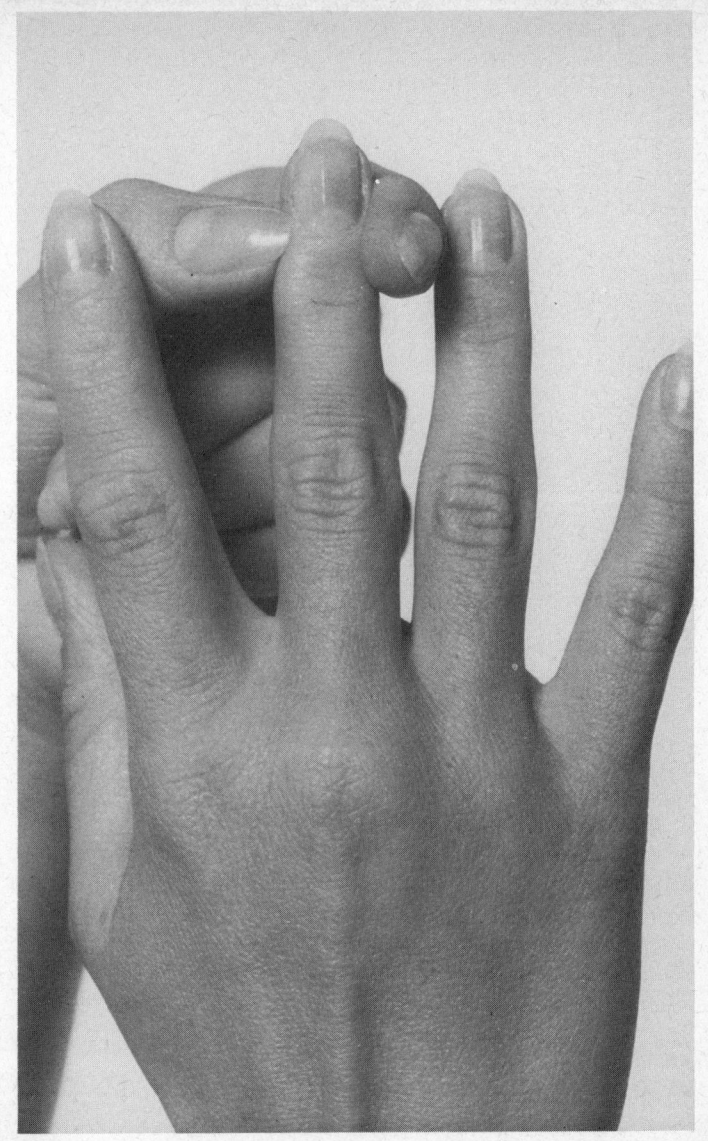

Durchfall

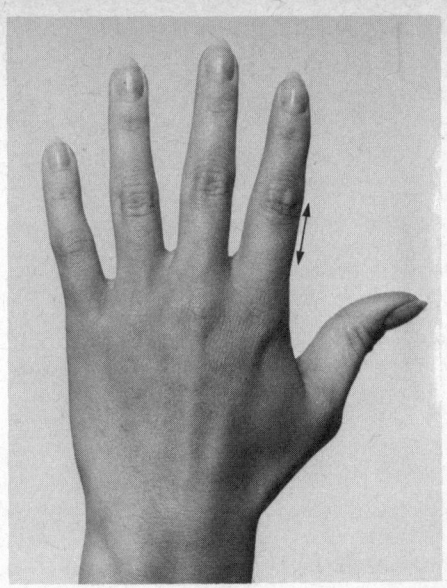

Es kann sich dabei um einen harmlosen Darmkatarrh — aber auch um eine Vergiftung handeln. Manchmal ist ein Antibiotikum schuld, ein andermal auch nur starke Angst oder Aufregung.
Der Durchfall sollte zunächst niemals gewaltsam gestoppt werden, sonst könnten eventuell Gifte im Körper zurückbleiben. Wohl aber kann man neben einer Diät (Zwieback, Tee) akupressieren und damit die Verdauung normalisieren. Das ist ganz einfach:

Nehmen Sie den Zeigefinger zwischen Daumen und Zeigefinger der anderen Hand. Streichen Sie leicht mit beiden Fingern über das untere Fingergelenk zur Hand hin. Wiederholen Sie das zehnmal und wechseln Sie dann zur anderen Hand, um dort ebenso zu verfahren.

Die Akupressur darf zwei-, dreimal täglich wiederholt werden.

Ist die Ursache des Durchfalls starke Angst, dann akupressieren Sie zusätzlich den Angstpunkt (siehe Seite 28)

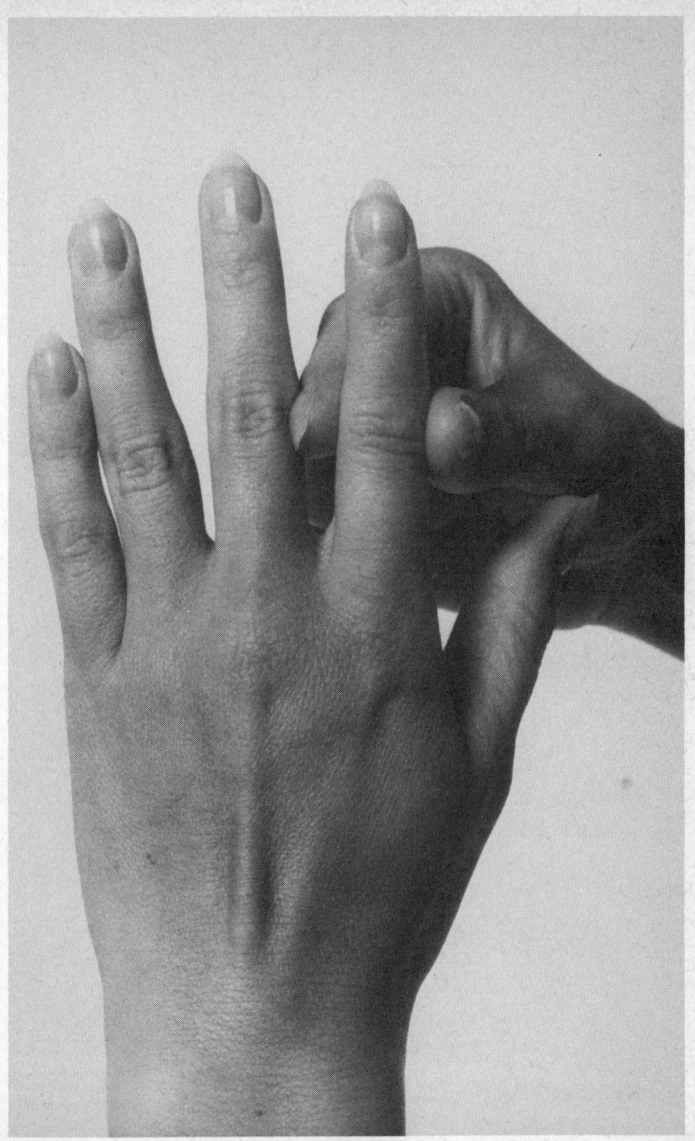

Erkältungs-
krankheiten

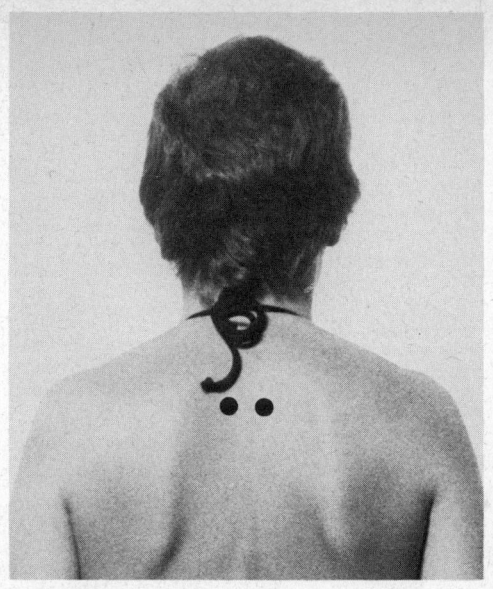

Bei allen Infektionskrankheiten der Atemwege müssen zwei Punkte gefunden und akupressiert werden, die direkt rechts und links des dritten Brustwirbels von oben im Rücken liegen. Am besten läßt man sich dabei helfen:

Man tastet vom Hals her die Wirbel ab, bis man den dritten Brustwirbel gefunden hat. Rechts und links davon, in der deutlich spürbaren Mulde, liegen die Akupressurpunkte. Der Helfer drückt mit beiden Daumenkuppen etwa fünfmal kurz und möglichst kräftig. Das hilft vorbeugend gegen Infektionen der Atemwege, wenn es in besonders kritischen Zeiten etwa zweimal täglich gemacht wird. Die Beschwerden der Erkältung klingen deutlich rascher ab und sind weniger schlimm, wenn die Akupressur etwa dreimal am Tag vorgenommen wird. Wer beim ersten »Kratzen« akupressiert, kann die Erkältung »erdrücken«.

(Bei Husten und Schnupfen gibt es eigene Punkte, die zusätzlich behandelt werden müssen. Siehe Seite 70 und Seite 132.)

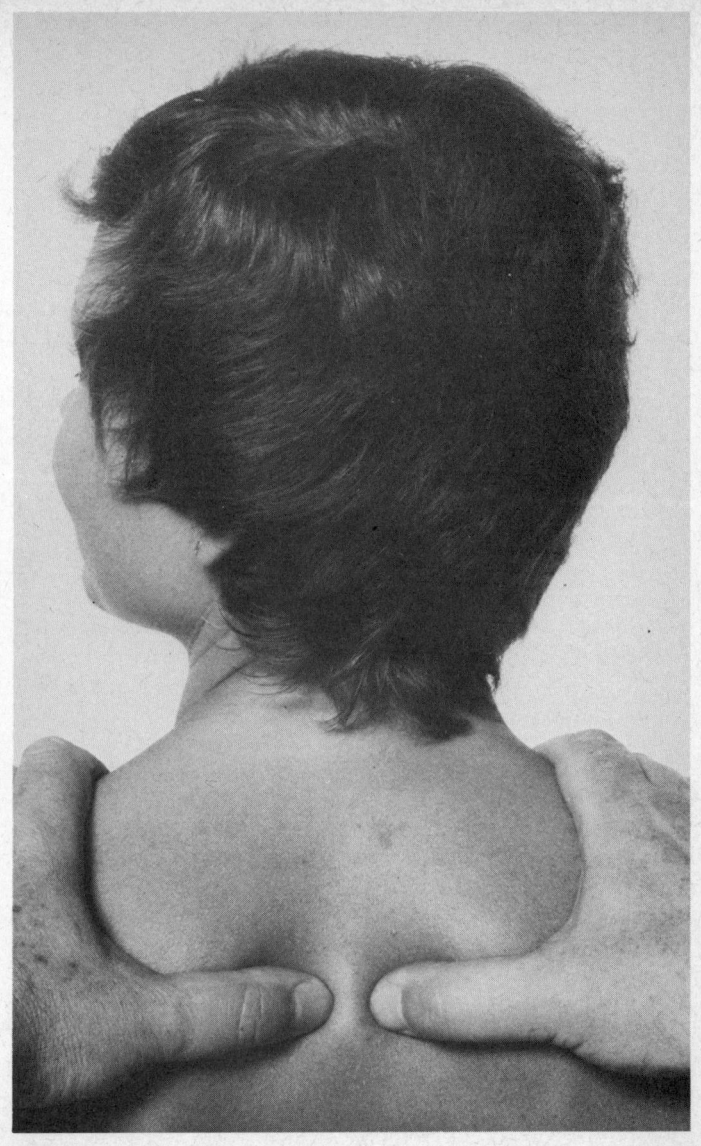

Gallenkolik

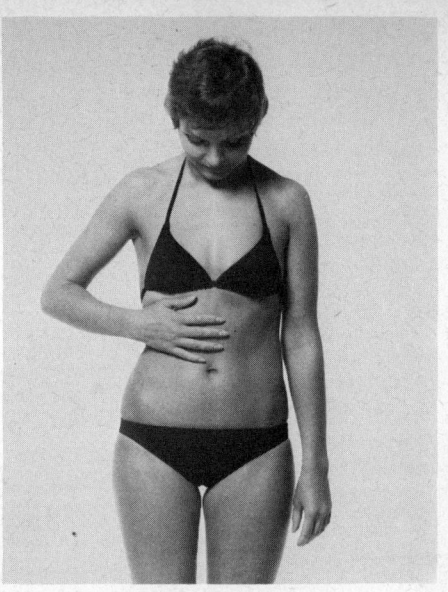

Wenn sich ein Gallenstein am Ausgang der Gallenblase verklemmt hat und dadurch eine schmerzhafte Kolik entsteht, kann die Akupressur natürlich den Stein nicht entfernen. Doch sie löst die Verkrampfung und nimmt die Schmerzen.

Legen Sie Ihre Hände abwechselnd auf die jeweils gegenüberliegende Schulter. Und zwar so, daß der Daumen am Hals anliegt. Drücken Sie dann mit dem Mittelfinger kräftig zu. Ob Sie den richtigen Punkt gefunden haben, das merken Sie an der Empfindsamkeit des gedrückten Punktes. Eventuell müssen Sie diese Stelle ertasten. Akupressieren Sie etwa fünfmal kräftig — wechseln Sie dann zur anderen Schulter — und wieder zurück, bis die Kolik nachgelassen hat.

Zusätzlich empfiehlt es sich, die Zone der Gallenblase leicht zu massieren. (Aber wirklich nur ganz leicht!)

Legen Sie die Hand mitten auf den Bauch und drücken Sie mit allen Fingern in Wellenbewegungen zu.

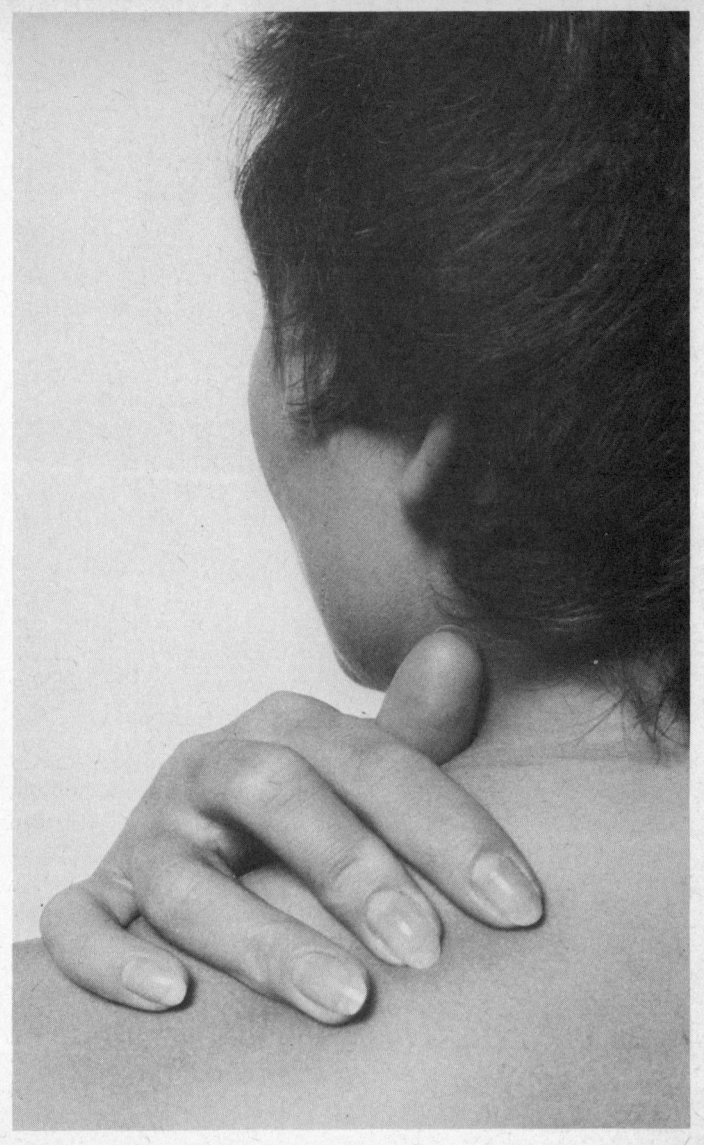

Gefühlskälte

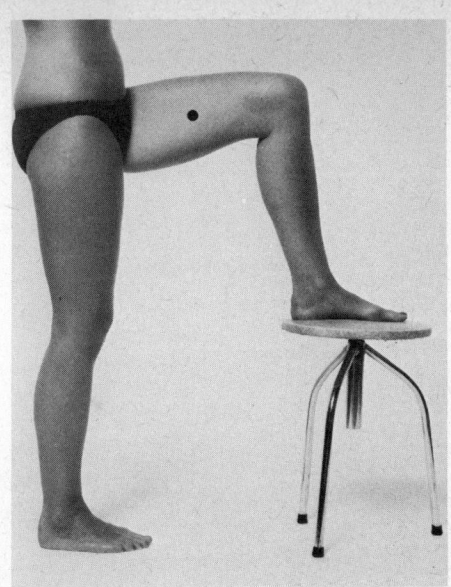

Genau in der Mitte des Oberschenkels, zwischen Hüfte und Knie und zwischen Ober- und Unterseite des Beins, liegt der Punkt, dessen Stimulierung die Sexualkräfte anregt.

Man drückt mit dem Daumen stetig, aber nicht gleichbleibend stark zu, wechselt zum anderen Oberschenkel und wiederholt dasselbe noch einmal.

Sorgen Sie vor der Akupressur für Entspannung (ein paar Minuten lang hinlegen, die Augen schließen, gleichmäßig durchatmen). Bemühen Sie sich auch während der Akupressur um gleichmäßiges Atmen.

Die Wirkung dieser Akupressur tritt bei regelmäßiger Anwendung (täglich einmal über einen längeren Zeitraum hinweg) nach wenigen Tagen ein.

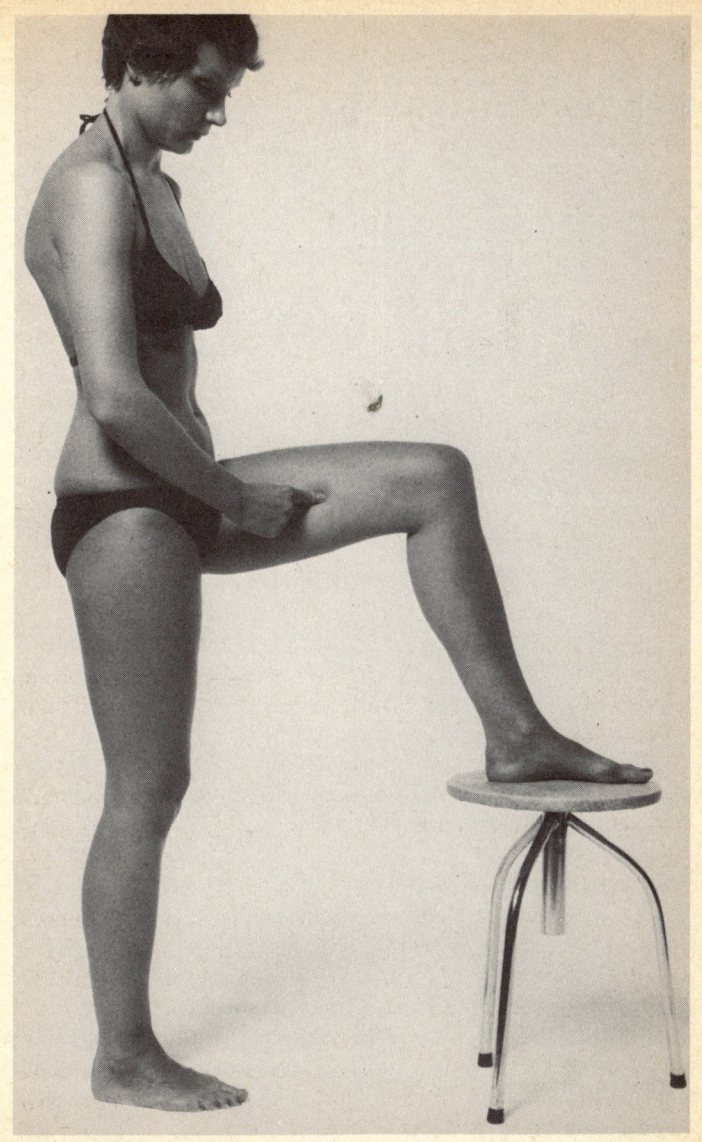

Gliederschmerzen

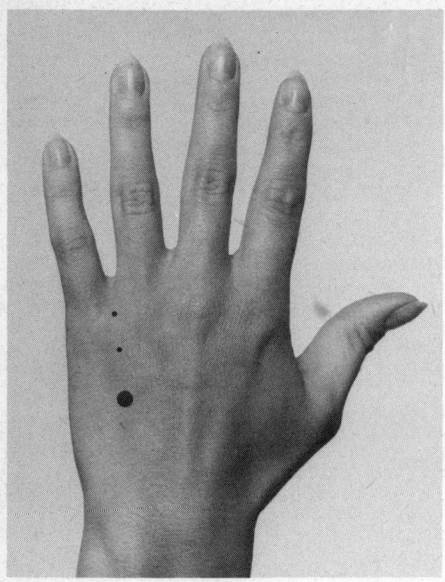

Gliederschmerzen, seien sie rheumatischer Natur, Nervenschmerzen oder Beschwerden infolge von Verspannungen, lindert man mit der Akupressur von zwei Punkten:

Der erste liegt auf dem Handrücken, drei Fingerbreit unter der Mulde zwischen den Knöcheln des kleinen Fingers und des Ringfingers.

Man greift mit der einen Hand so unter der anderen durch, daß der Zeigefinger in der Mulde zwischen den Knöcheln zu liegen kommt. Mit dem Ringfinger drückt man leicht bis fest zu (je nach Intensität der Schmerzen). Danach wechselt man die Hände und wiederholt dasselbe noch einmal.

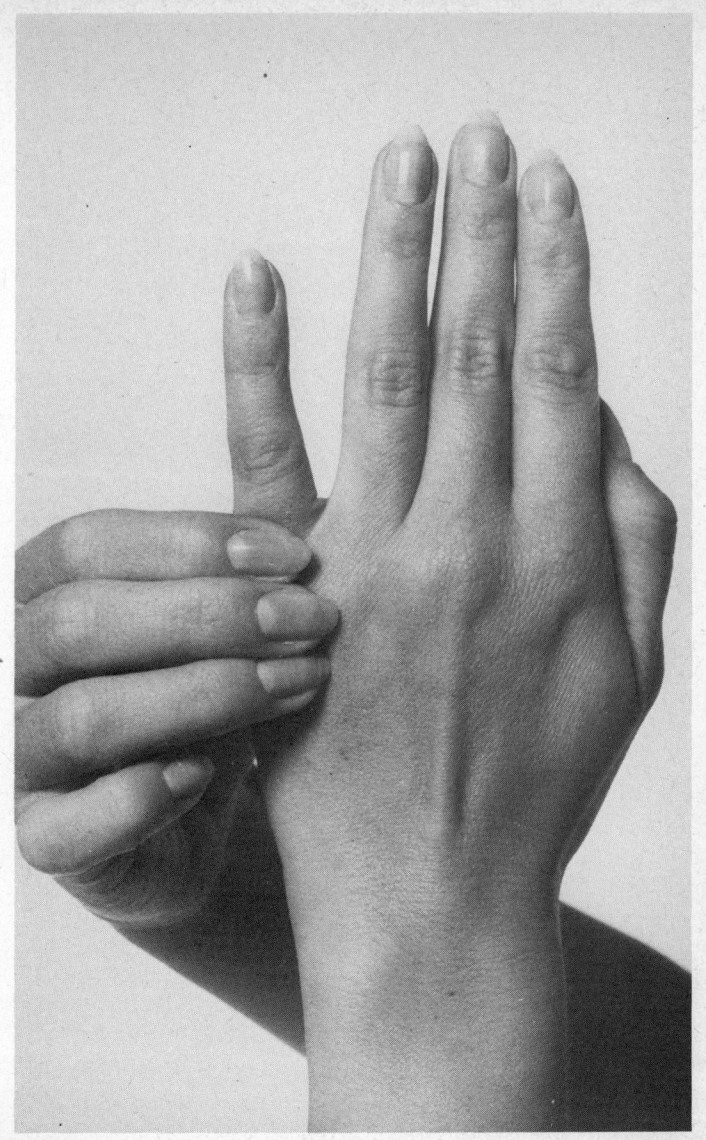

Gliederschmerzen (Fortsetzung)

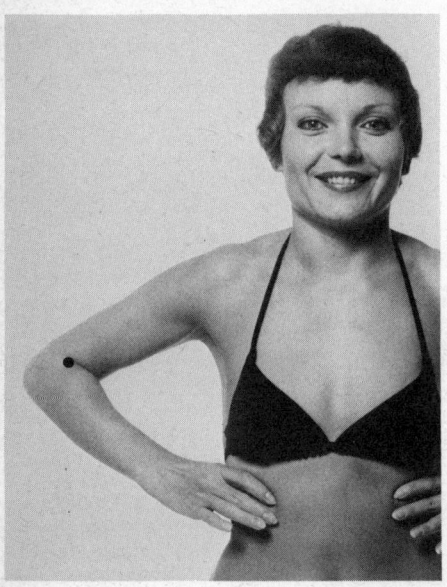

Der zweite Punkt wird anschließend akupressiert. Er liegt genau in der Armbeuge des Ellenbogens, am Ende der dort verlaufenden Hautfalte.

Drücken Sie sie mit dem Mittelfinger nicht zu kräftig abwechselnd einmal rechts, einmal links, bis die Schmerzen nachgelassen haben.

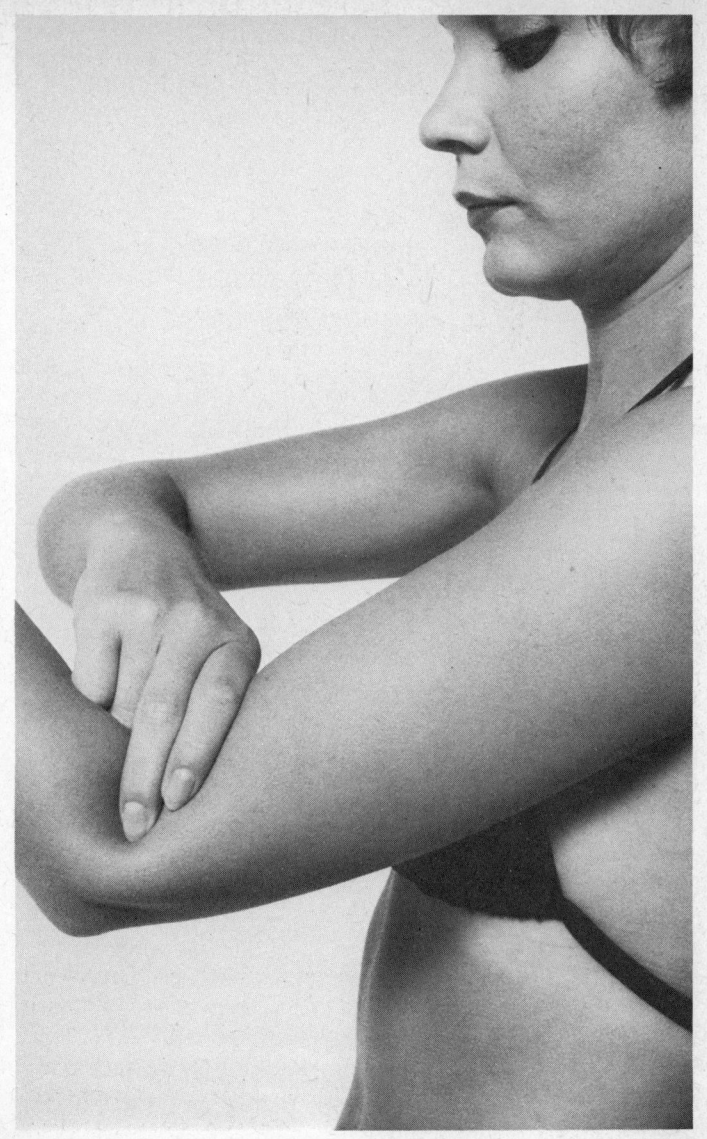

Halsschmerzen

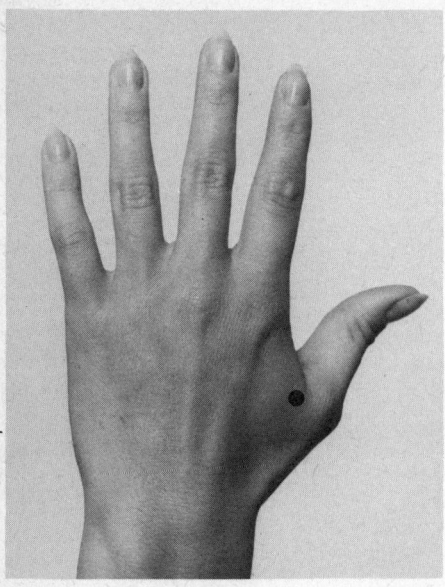

Bei Halsschmerzen, Schluckbeschwerden, Mandelentzündungen kann man sich Erleichterung verschaffen und eine schnellere Heilung erreichen, wenn man folgende Punkte akupressiert: Der erste liegt am Ende der Falte zwischen Daumen und Zeigefinger.

Strecken Sie die Hand aus und bewegen Sie den Daumen zum Zeigefinger hin. Genau am Ende der Hautfalte, die dabei am inneren Daumenende entsteht, liegt der Punkt, den Sie zwischen Daumen und Zeigefinger nehmen müssen. Schlagen Sie mit beiden Fingern etwa im Rhythmus des Pulsschlages von unten und oben gleichzeitig dagegen, erst an der linken, dann an der rechten Hand.

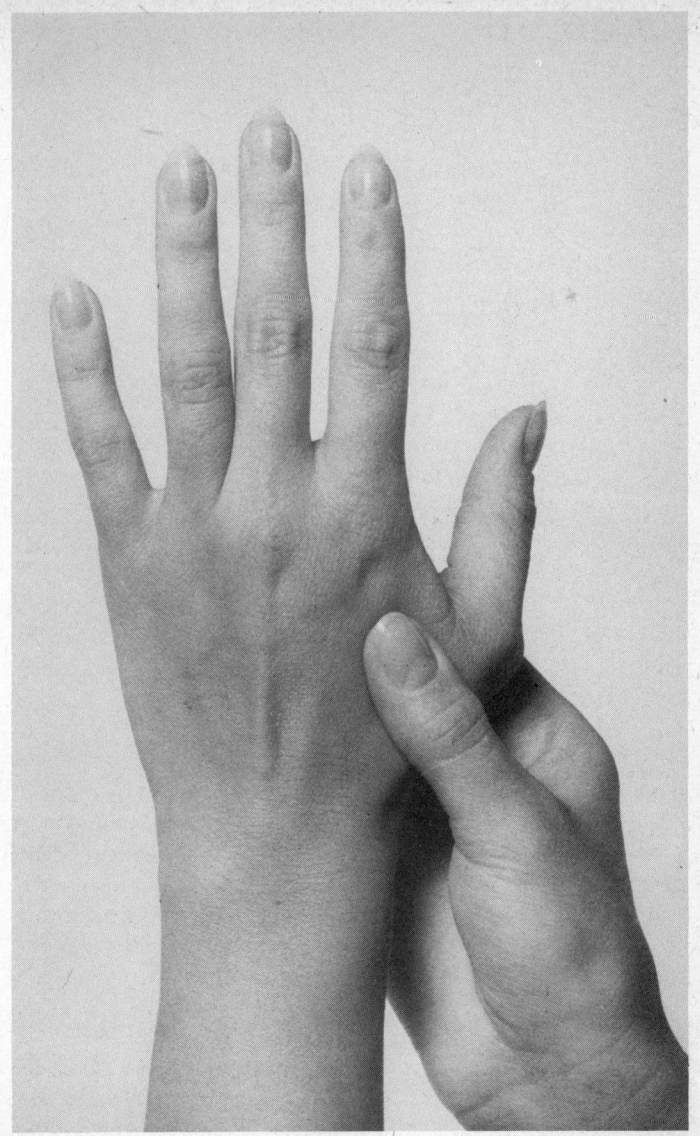

Halsschmerzen (Fortsetzung)

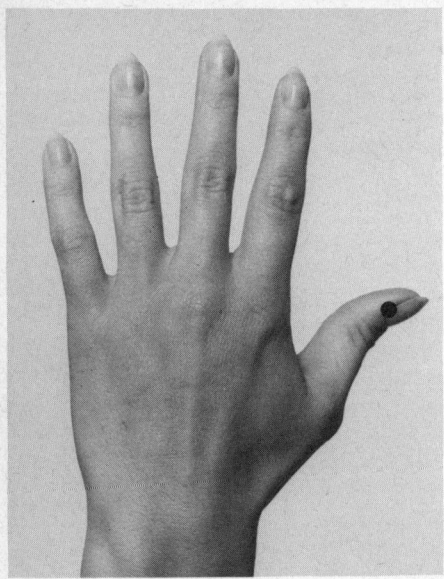

Der zweite Punkt liegt neben dem Daumennagel:

Nehmen Sie den Daumen zwischen Daumen und Zeigefinger der anderen Hand und drücken Sie den Daumennagel kräftig neben dem Nagel in die Haut. Drehen Sie den Daumen um und drücken Sie den Nagel auch auf der anderen Seite ein. Nur kurz, zwei, drei Sekunden lang. Dann kommt der andere Daumen dran.

Beide Akupressuren dürfen nach Bedarf wiederholt werden.

(Sehen Sie dazu auch das Stichwort »Erkältungskrankheiten« auf Seite 48.)

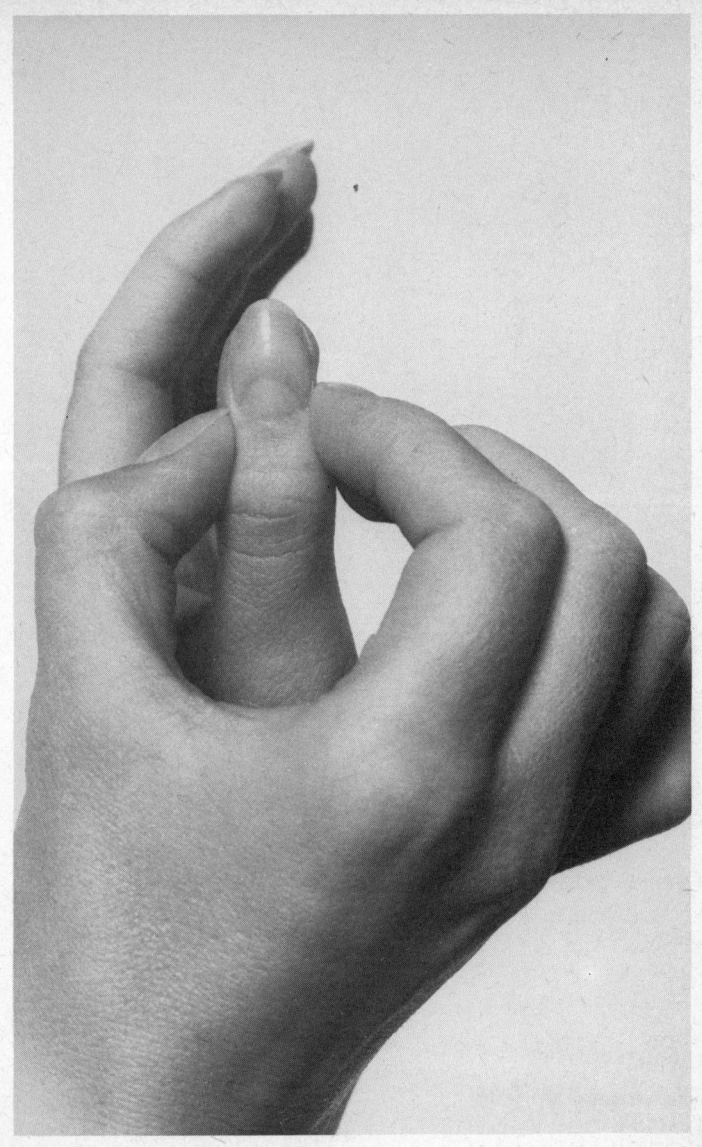

Herzbeschwerden

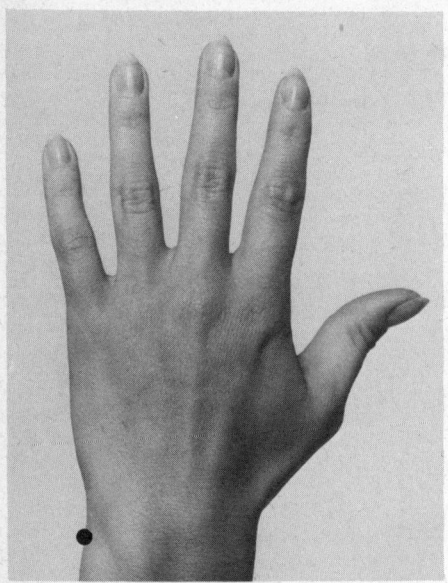

Vor allem bei nervösen Herzbeschwerden, Herzjagen, Herzrhythmusstörungen, Herzunruhe, hilft die Akupressur von zwei Punkt-Paaren.

Das erste finden Sie zwischen Hand und Arm:

Man drückt den Daumen nicht zu fest in die deutlich spürbare Vertiefung unter dem Handballen. Nach einigen Sekunden wechselt man die Hand und wiederholt dasselbe.

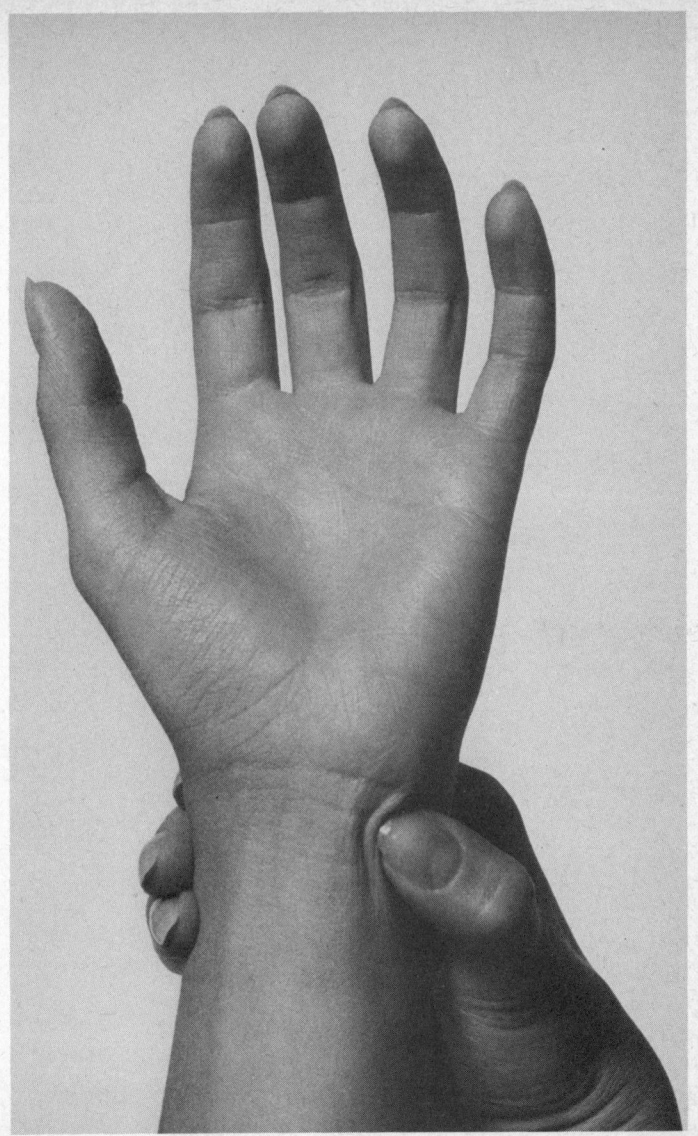

Herzbeschwerden (Fortsetzung)

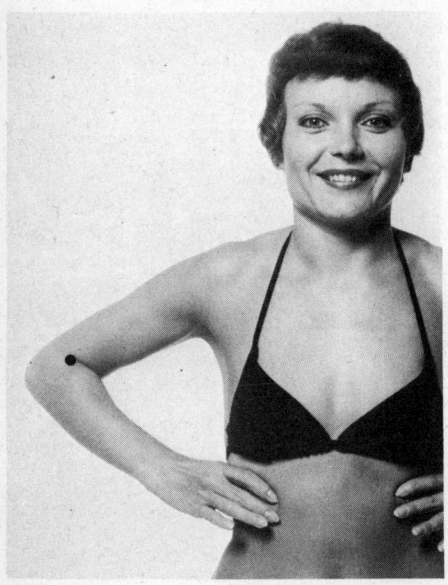

Das zweite Punkt-Paar liegt genau in der Armbeuge des Ellenbogens am Ende der dort verlaufenden Hautfalte.

Drücken Sie mit dem Mittelfinger nicht zu kräftig abwechselnd einmal rechts, einmal links, bis Sie Erleichterung und Ruhe verspüren.

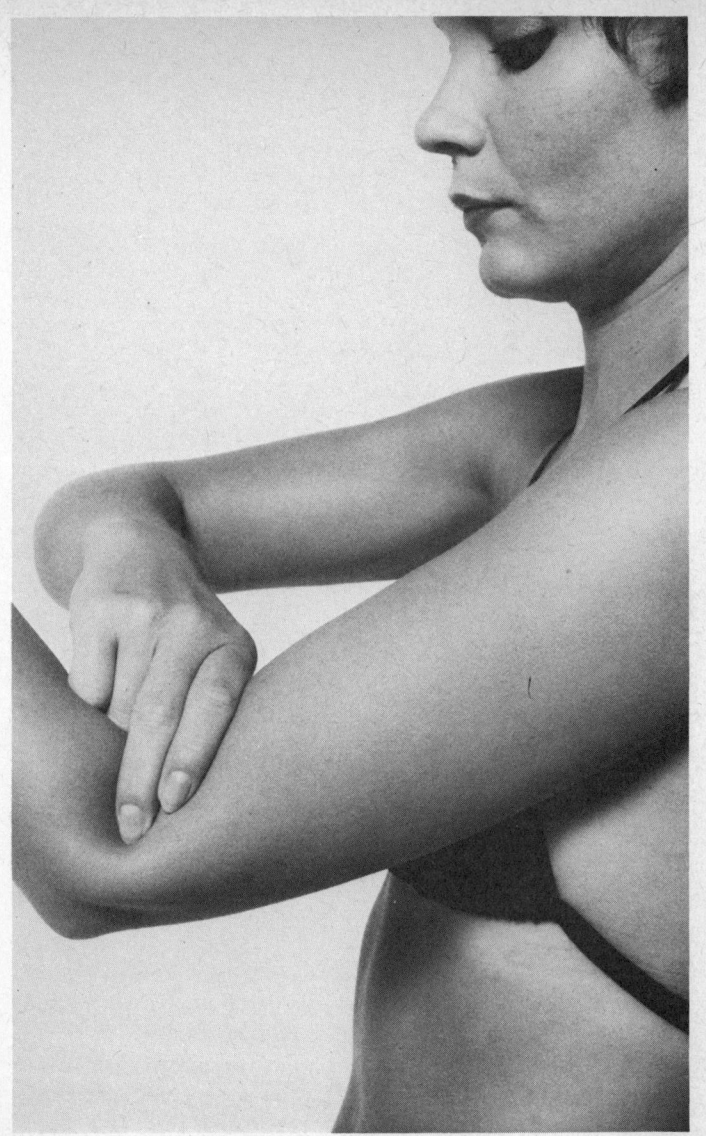

Hoher Blutdruck

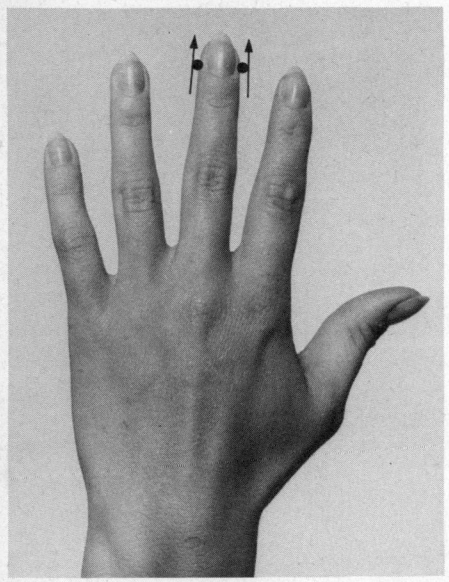

Nehmen Sie den Mittelfinger der linken Hand zwischen Daumen und Zeigefinger der rechten, drücken Sie fest zu (nicht mit den Nägeln kneifen!).

Und dann ziehen Sie ein wenig, als wollten Sie den Finger verlängern. Nach wenigen Sekunden Pause verfahren Sie genauso mit dem Mittelfinger der rechten Hand. Wiederholen Sie das Ganze drei- bis viermal. Und zwar mehrmals am Tag, immer dann, wenn Sie eine kleine Pause haben, auf etwas warten müssen oder etwas überlegen. Atmen Sie dabei tief und regelmäßig ein und aus.

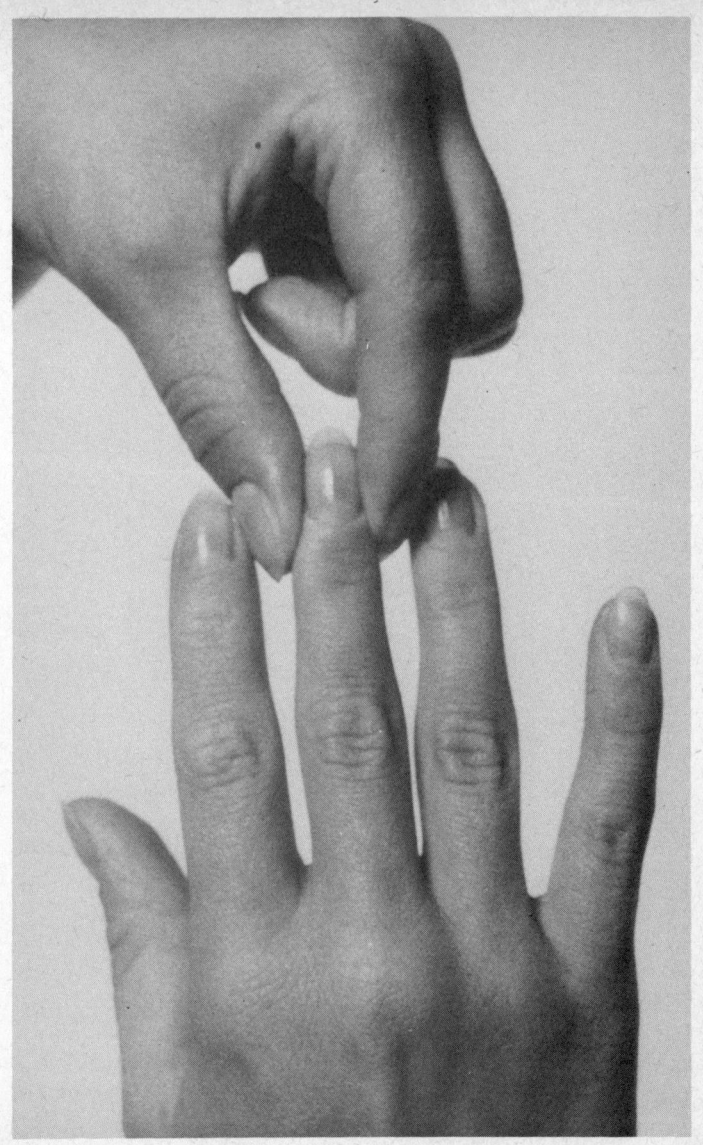

Hunger

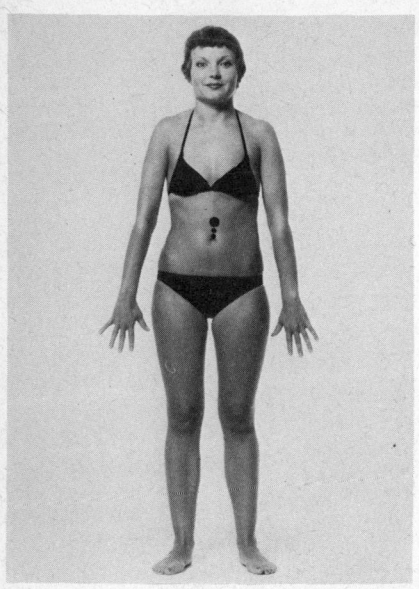

Genau zwischen dem Nabel und dem unteren Ende des Brustbeins liegt der Hungerreflexpunkt.

Wenn der Magen knurrt, suchen sie diesen Punkt (er ist sehr empfindlich und deshalb ganz leicht zu finden).

Und nun »streichen« Sie diesen Punkt mit langsamen, leichten Hin- und Herbewegungen einer Fingerkuppe. Meist reichen wenige Berührungen aus, und das Hungergefühl ist verflogen. Wenn nicht, wiederholen Sie das Akupressieren.

(Siehe dazu auch das Stichwort »Abnehmen« auf Seite 22.)

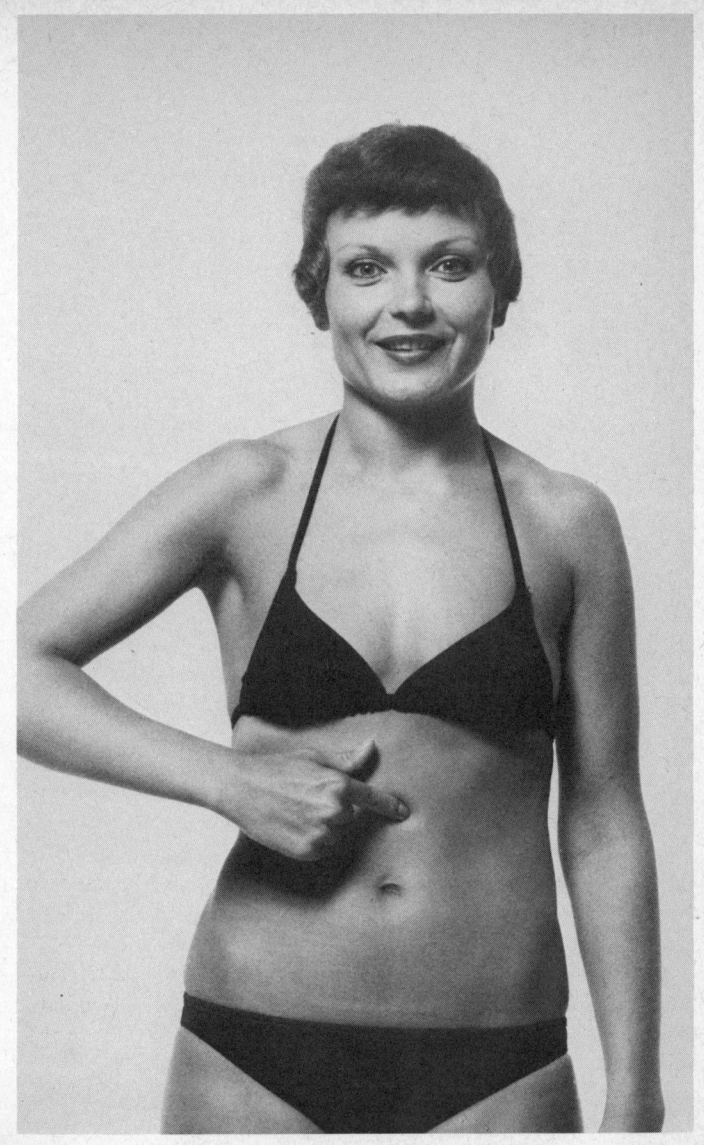

Husten

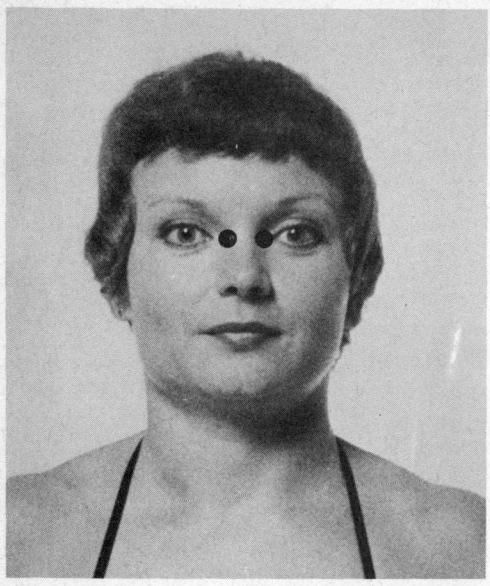

Die Schleimhäute der Bronchien lassen sich über zwei Punkte unterhalb der Nasenflügel beeinflussen.

Wenn Sie unter einem hartnäckigen Husten oder arger Verschleimung leiden, dann setzen Sie beide Daumen leicht unter die Nasenflügel und stoßen Sie gleichzeitig ein paarmal sanft dagegen. Eigentlich sollte es mehr ein Klopfen als ein Stoßen sein.

Diese Akupressur darf im Lauf des Tages des öfteren wiederholt werden.

Zusätzlich kann der Lungenpunkt zwischen den Schlüsselbeinen gedrückt werden. (Siehe »Atemnot« auf Seite 32)

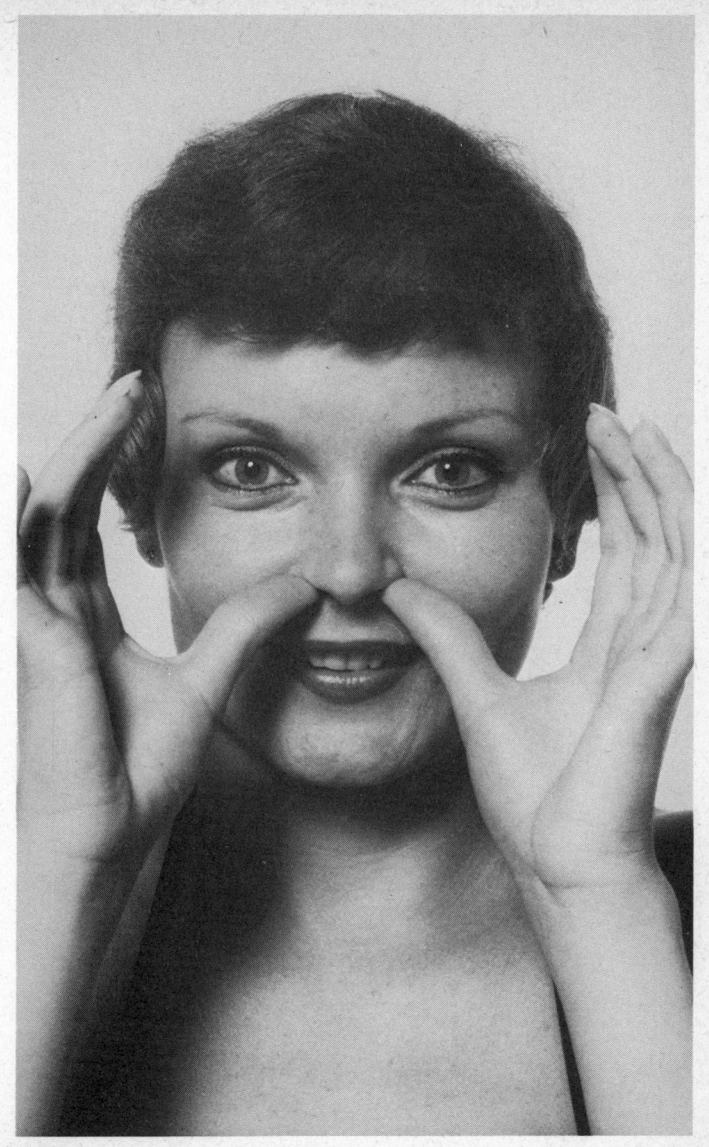

Konzentrations-
schwäche

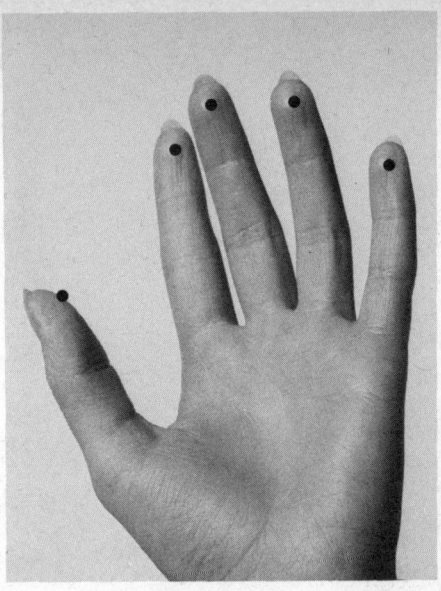

Wenn Sie Schwierigkeiten haben, sich auf eine Sache zu konzentrieren, wenn tausend Gedanken pausenlos durch Ihren Kopf
wirbeln oder Sie eine dumpfe Leere empfinden, dann gibt es
dagegen ein höchst simples Mittel:

Akupressieren Sie Ihre Fingerspitzen. Pressen Sie die Daumen erst
gegen die Zeigefinger, dann gegen die Mittelfinger. Gehen Sie so
ohne jede Kraftanstrengung die Reihe der Finger durch. Wichtig ist
dabei die spielerische Leichtigkeit und die häufige Wiederholung.
War der kleine Finger dran, beginnt das Akupressieren von vorn.

Es darf ruhig zwei, drei Minuten dauern und kann häufig wiederholt werden.

(Übrigens sind das Trommeln mit den Fingern auf der Tischplatte
und das Spielen mit Kugeln, die man durch die Finger rollen läßt,
nichts anderes als Abarten dieser Akupressur. Nervöse versuchen,
sich damit zu beruhigen.)

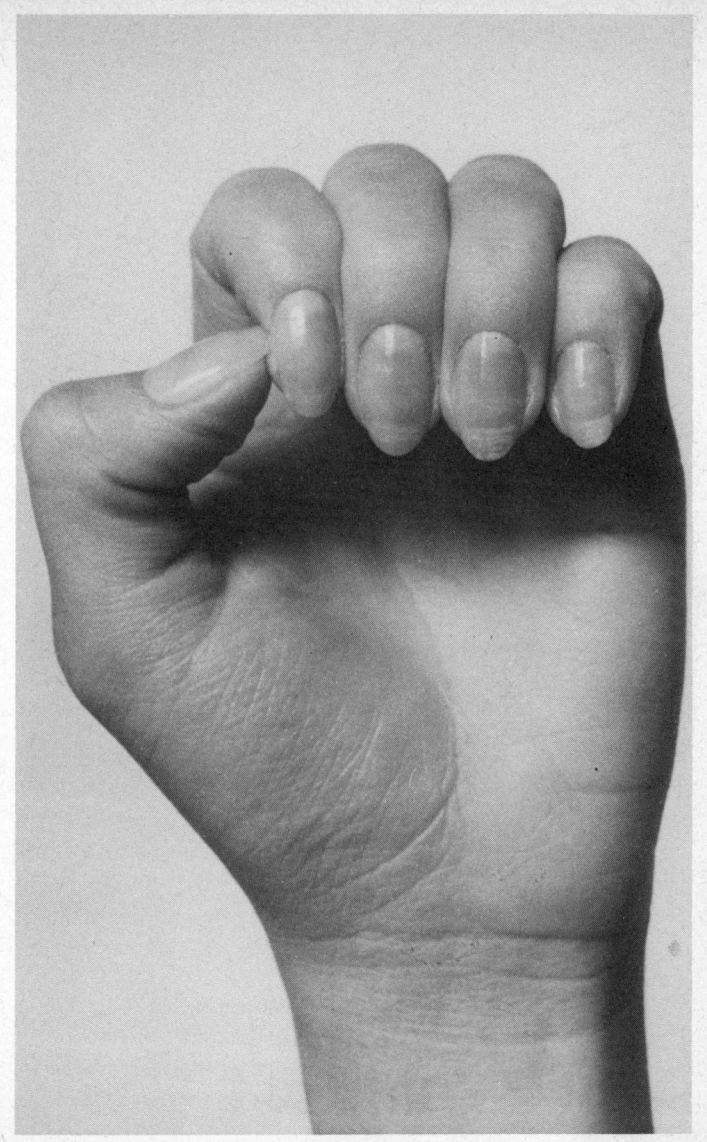

Kopfschmerzen (in der Stirn)

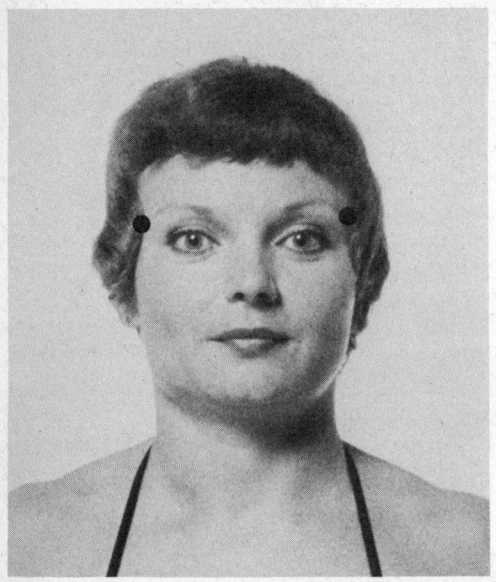

Hier gibt es zwei direkte und zwei indirekte Punkte:

Die direkten liegen an den Schläfen, einen Fingerbreit hinter dem Ende der Augenbrauen. Diese Punkte drückt man bei Kopfschmerzen oftmals ganz automatisch.

Die richtige Akupressur: Man drückt beide Daumen erst leicht, dann etwas kräftiger gegen die hier deutlich spürbaren Vertiefungen. In der Regel verstärkt das zunächst die Kopfschmerzen. Das ist ein gutes Zeichen: Man hat die richtige Stelle getroffen. Sie wird nun ein paar Sekunden lang massiert.

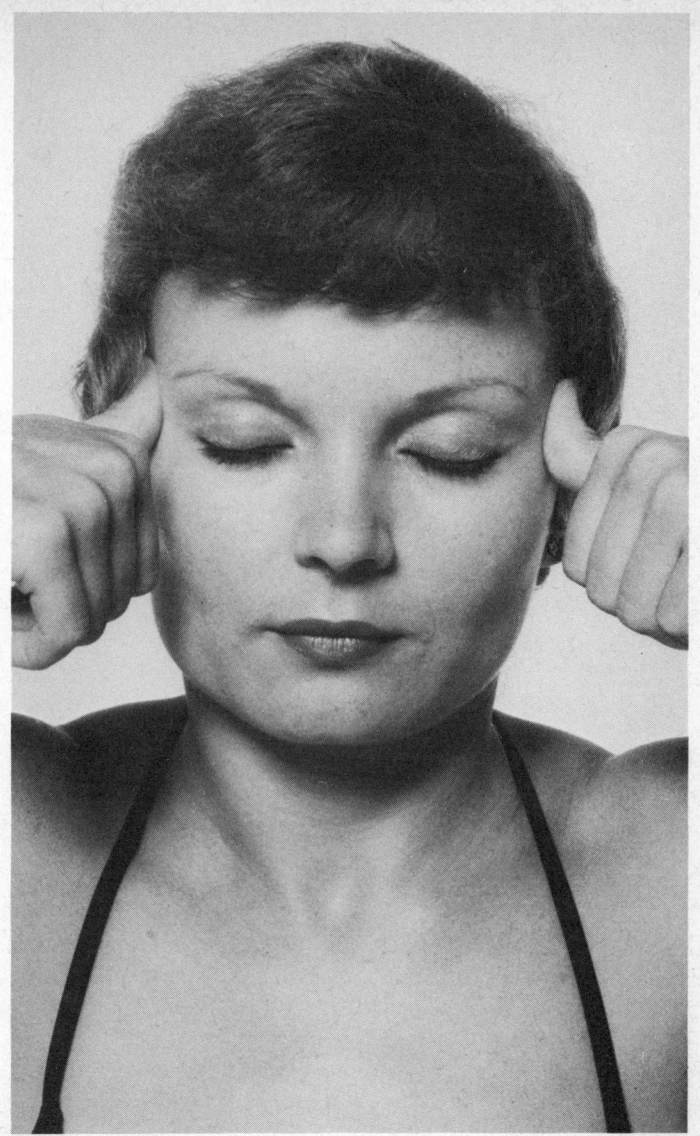

Kopfschmerzen (Stirn) Fortsetzung

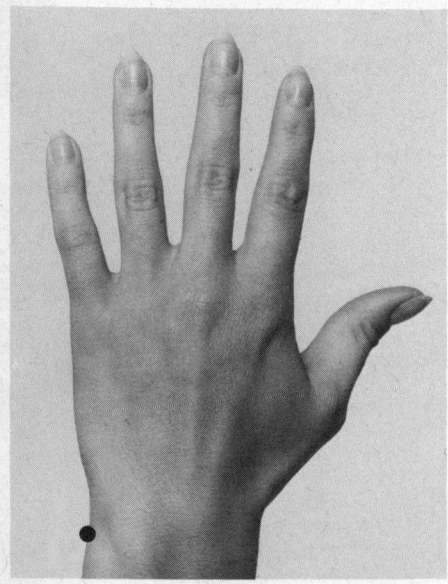

Zwei Hilfspunkte, die ebenfalls recht wirksam sind, finden sich am Handgelenk, an der Seite des kleinen Fingers. Und zwar genau in der Vertiefung zwischen dem Hand- und Unterarmknochen.

Man drückt diese Stelle am besten mit dem Daumen, dem Zeige- oder Mittelfinger. Der Druck sollte mäßig bleiben und nicht zu lange andauern.

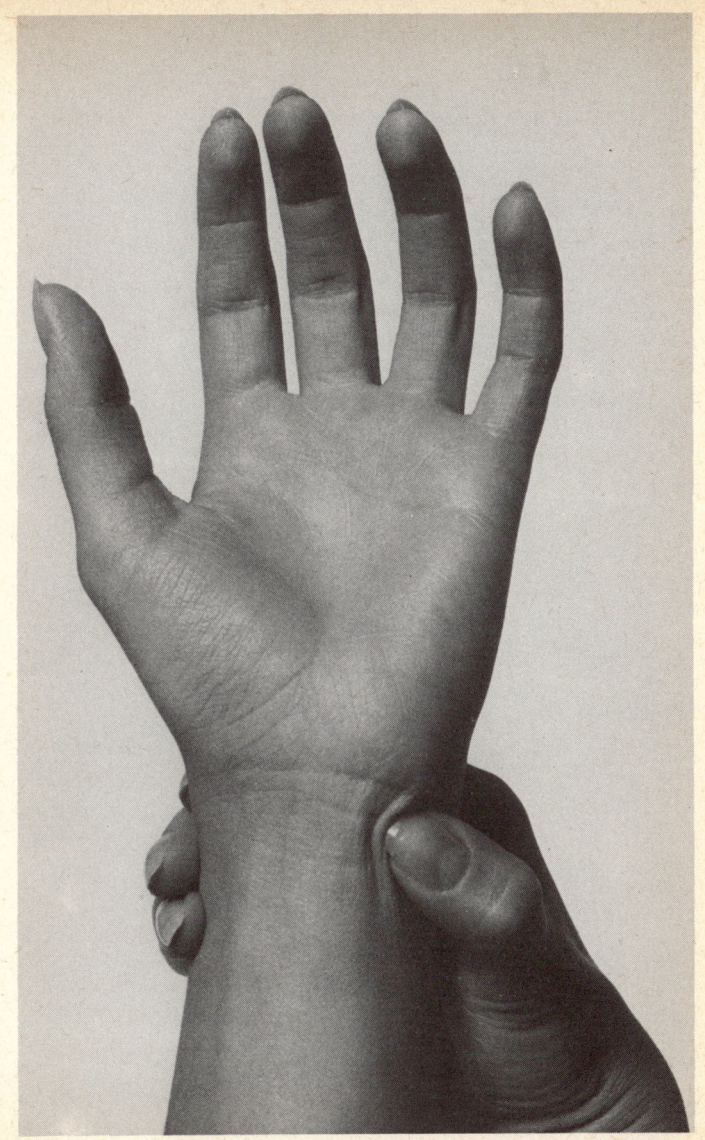

Kopfschmerzen (im Hinterkopf)

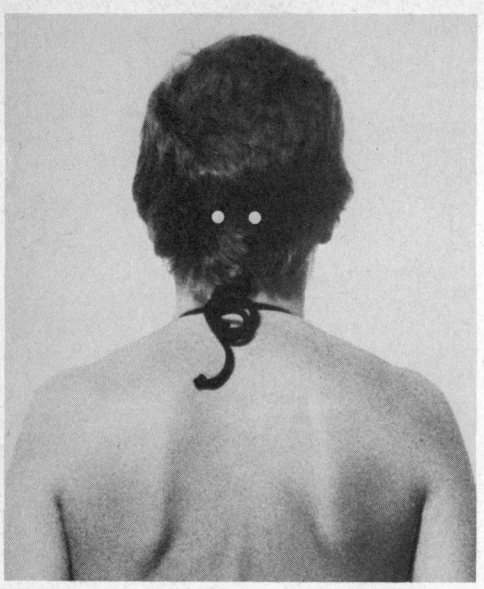

Seien sie die Folgen einer durchzechten Nacht, einer Infektion oder die Zeichen einer Erschöpfung: Kopfschmerzen lassen sich »wegdrücken«. Die entsprechenden Punkte findet man rechts und links im Nacken, unmittelbar unter dem Schädelknochen. Man muß in diesem Fall eine Zeitlang suchen, bis man die richtige Stelle gefunden hat.

Der Druck mit beiden Daumen sollte nicht zu fest sein. Am besten massiert man die Stelle mit ruhigen, kreisenden Bewegungen. Und gleichzeitig. Hinterher wird man die beiden Punkte deutlich spüren, als laste der Druck noch immer darauf. Ein Zeichen dafür, daß die Akupressur richtig war.

Man darf sie — sollte es nötig sein — alle zwei Stunden wiederholen.

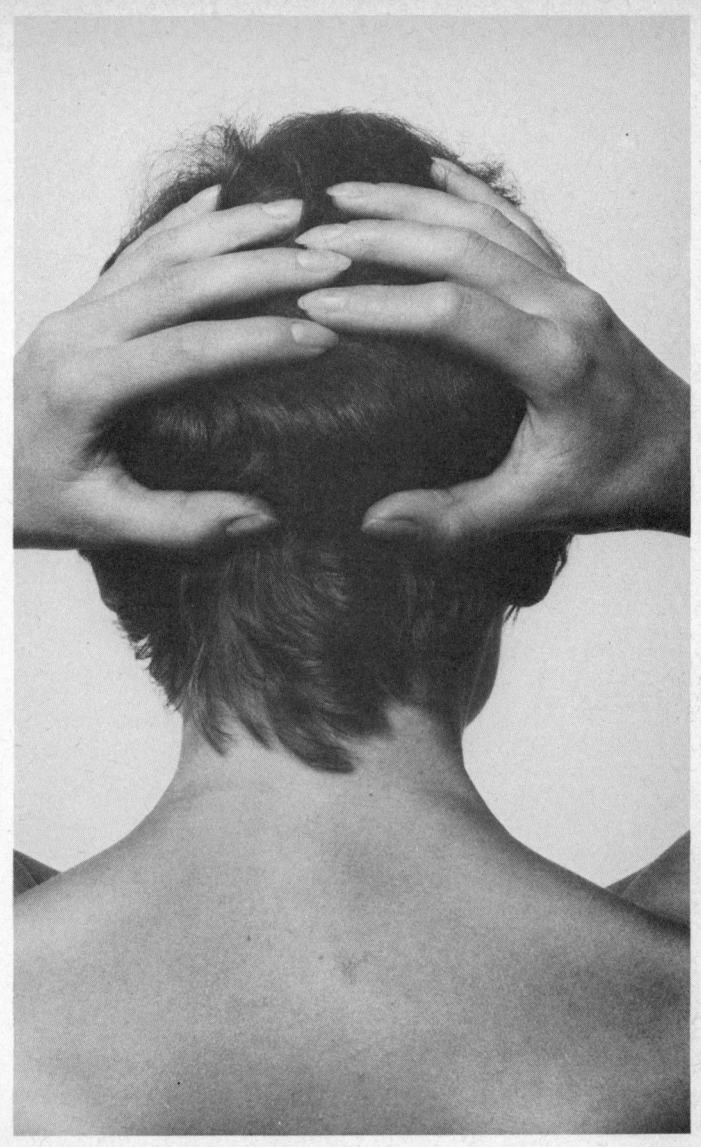

Kreislaufschwäche

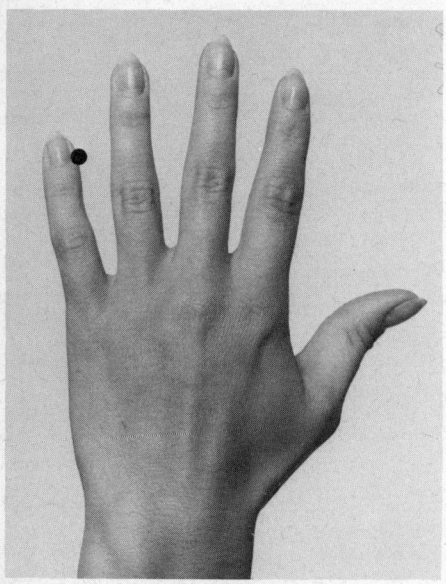

Wer sich so richtig schlapp fühlt oder, nach langem Stehen, schwach auf den Beinen ist, der kann den Kreislauf mit Akupressur anregen:

Man drückt mit dem Daumen möglichst fest (aber kurz) gegen das seitliche, innere Nagelbett des kleinen Fingers. Erst an der linken Hand, dann an der rechten. Das wiederholt man dreimal. Nach einer Pause von ein paar Minuten kann dieselbe Akupressur noch einmal wiederholt werden.

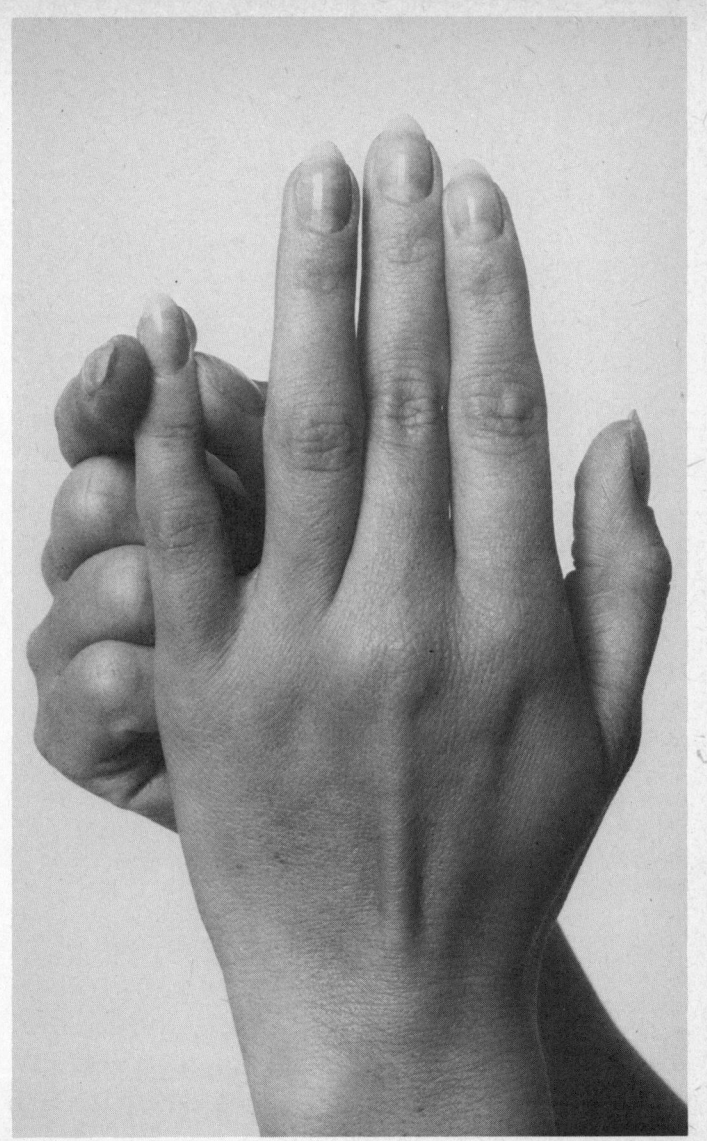

Magenschmerzen

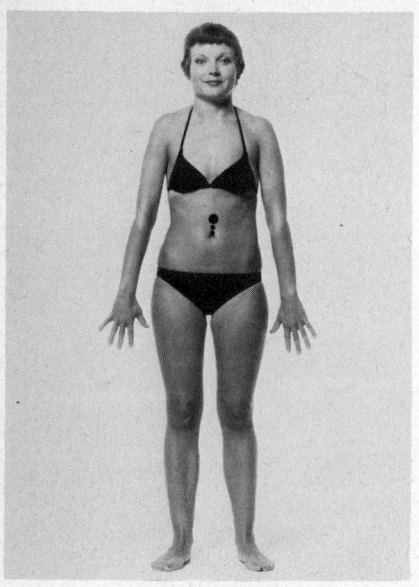

Bei Magendrücken, Völlegefühl, ja auch bei Sodbrennen, Blähungen, unangenehmem Aufstoßen — immer dann, wenn sich der Magen meldet und damit anzeigt, daß etwas nicht stimmt, kann man sich zu Wohlbefinden verhelfen, indem man einen Punkt in der Magengrube akupressiert.

Legen Sie die rechte Hand so auf den Bauch, daß der Ringfinger direkt über dem Bauchnabel liegt. Und dann massieren Sie die Stelle unter der Kuppe des Zeigefingers. Ziehen Sie dabei den Bogen ruhig etwas weiter, dann können Sie den in Frage kommenden Punkt auf keinen Fall verfehlen. Massieren Sie ganz leicht und ruhig zwei, drei Minuten lang. Wenn möglich legen Sie sich dabei etwas hin.

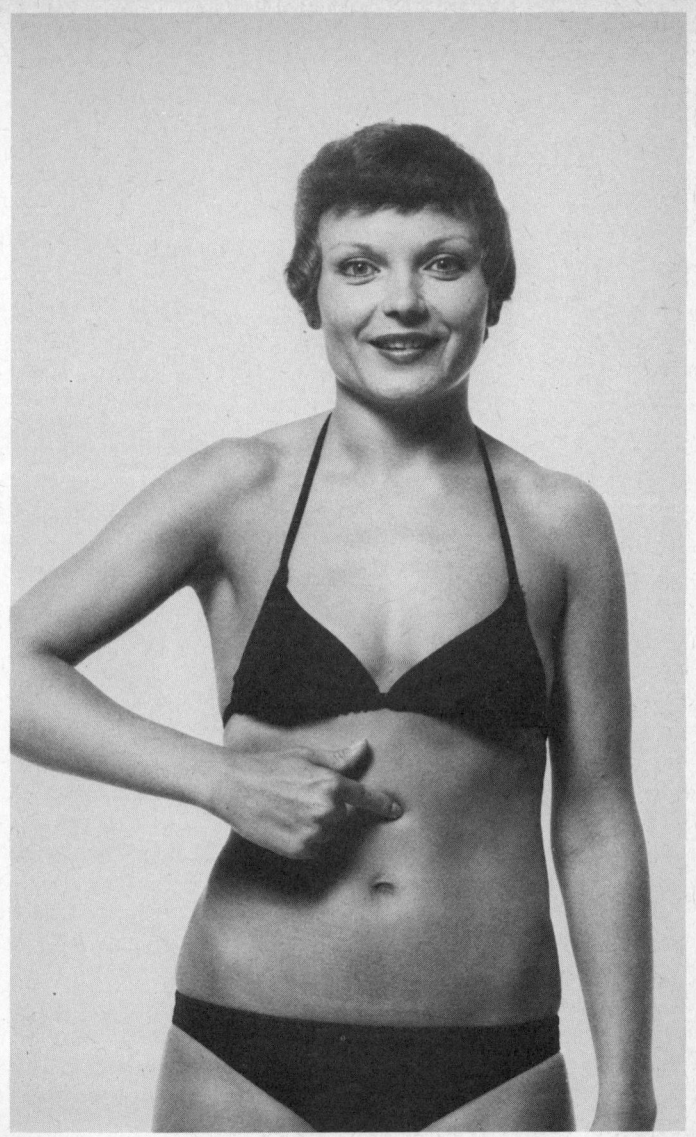

Migräne

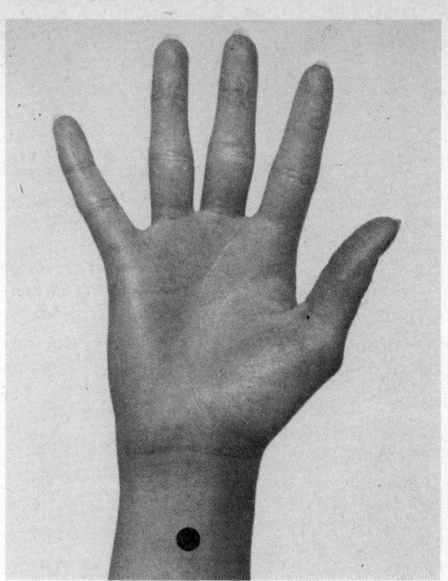

Bei Migräne-Anfällen gilt es, möglichst frühzeitig zu akupressieren — schon dann, wenn man durch Müdigkeit, Unwohlsein, Frösteln spürt, daß ein Anfall im Kommen ist. Je früher man regulierend eingreift, desto größer sind die Aussichten auf Erfolg. Den wirksamsten Migräne-Punkt finden Sie auf dem Unterarm.

Legen Sie den Ringfinger an den Rand des Handtellers, Mittelfinger und Zeigefinger daneben. Drücken Sie mit dem Zeigefinger kräftig zu. Dieser Punkt ist sehr empfindlich. Bei heftigem Druck kann er sogar schmerzen. Daran erkennt man die richtige Stelle.

Akupressieren Sie rhythmisch, etwa im Takt des Pulsschlags, zwei bis drei Minuten lang, notfalls auch länger. Ist die Migräne in der rechten Kopfhälfte spürbar, dann wird der linke Arm akupressiert. Und umgekehrt: ist sie in der linken Hälfte spürbar, dann kommt der rechte Arm dran.

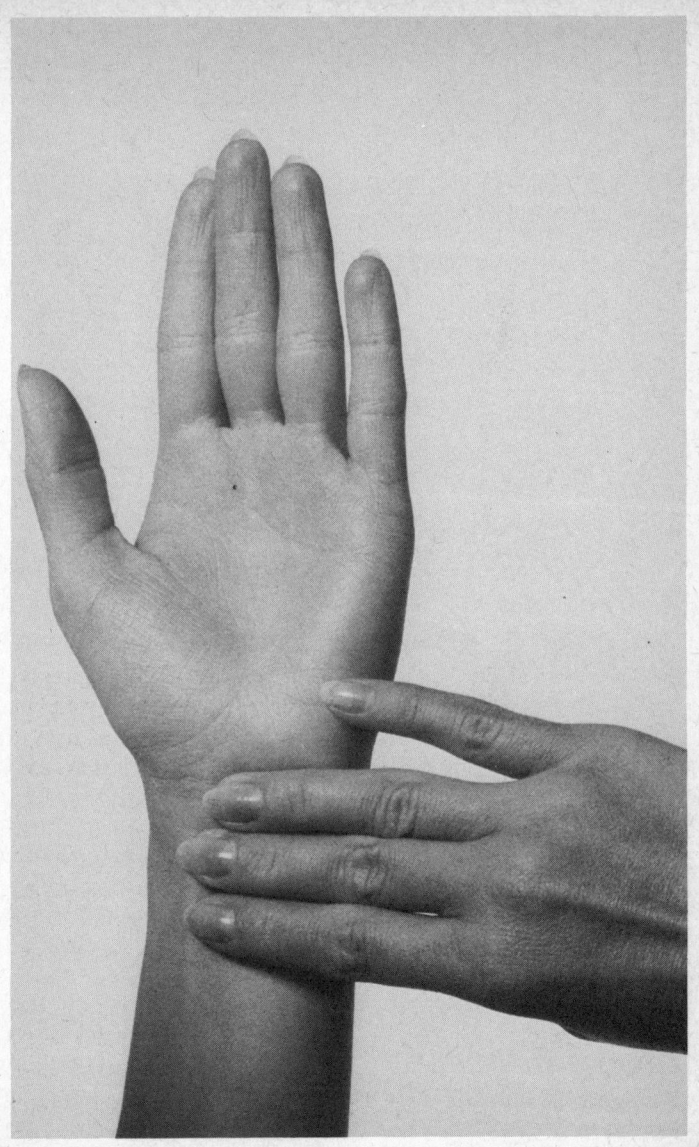

Müdigkeit

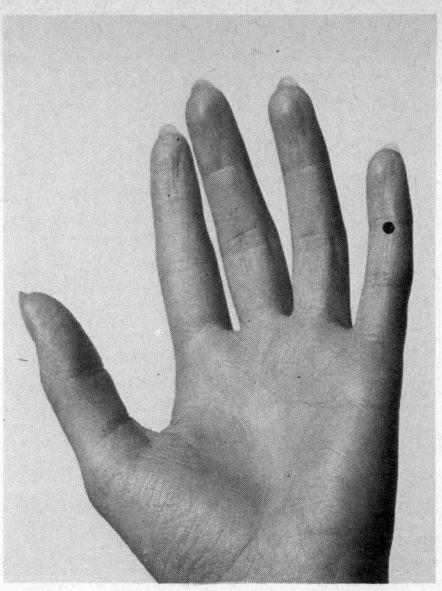

Starke Ermüdung während einer Autofahrt, einer wichtigen Konferenz, einer schwierigen Arbeit, läßt sich geradezu augenblicklich beseitigen. Der entscheidende Akupressur-Punkt liegt genau zwischen dem ersten und zweiten Glied des kleinen Fingers.

Nehmen Sie den kleinen Finger zwischen Zeigefinger und Daumen der anderen Hand. Kneifen Sie mit dem Nagel des Daumens genau auf die Falte. (Nicht zu fest, aber auch nicht zu zaghaft!) Wiederholen Sie den Druck ungefähr im Rhythmus des Pulsschlags. Machen Sie dasselbe mit dem kleinen Finger der anderen Hand. Diese Akupressur kann in jeder Stunde einmal wiederholt werden.

Auch Gähnen ist eine Art Akupressur gegen Müdigkeit, ebenso wie das rasche Abkühlen der Füße und des Gesichts zwischen Nase und Kinn.

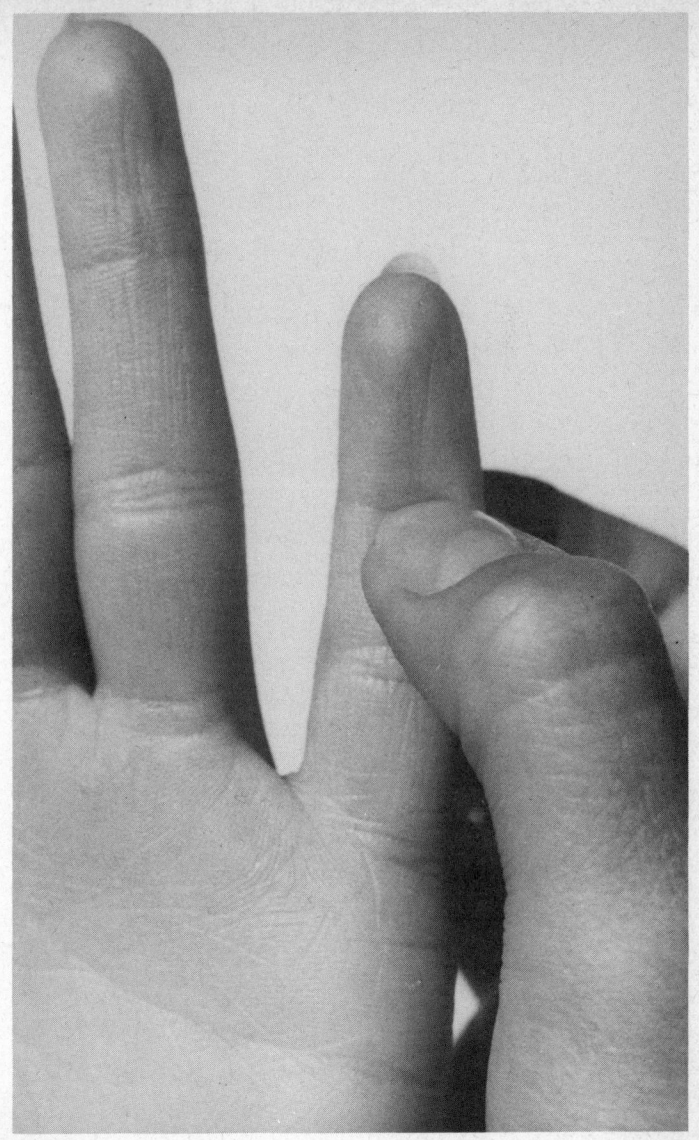

Nervosität

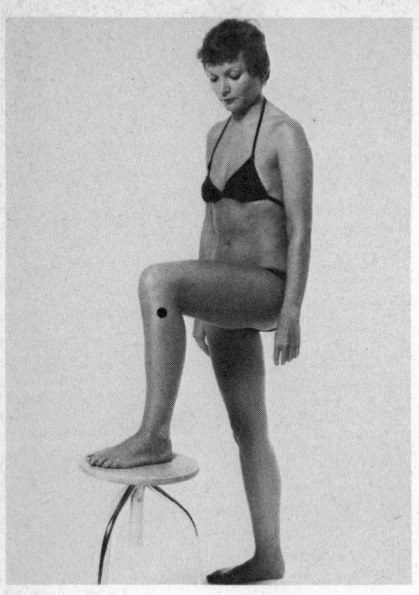

Der Akupressur-Punkt rechts und links unterhalb der Kniescheiben heißt bei den Chinesen »Ort des göttlichen Gleichmuts«. Er sollte immer dann aktiviert werden, wenn man voll innerer Unruhe ist, sich gehetzt, nervös fühlt.

Setzen Sie sich bequem auf einen Stuhl, legen Sie die Knie aneinander. (Nicht pressen!) Tasten Sie die Kniescheibe ab und legen Sie dann vier Finger unterhalb von ihr auf das Schienbein. Nun ziehen Sie die Hand so lange zur Seite, bis der kleine Finger einen Punkt ertastet hat, der sehr empfindlich ist. Drücken Sie mit beiden Mittelfingern gleichzeitig, kräftig und ausdauernd zu.

Das darf bis zu fünf Minuten dauern. Es kann drei- bis viermal täglich wiederholt werden. Dabei wird der Druck jedesmal leichter, weil der Punkt »reagiert«: er wird noch empfindsamer.

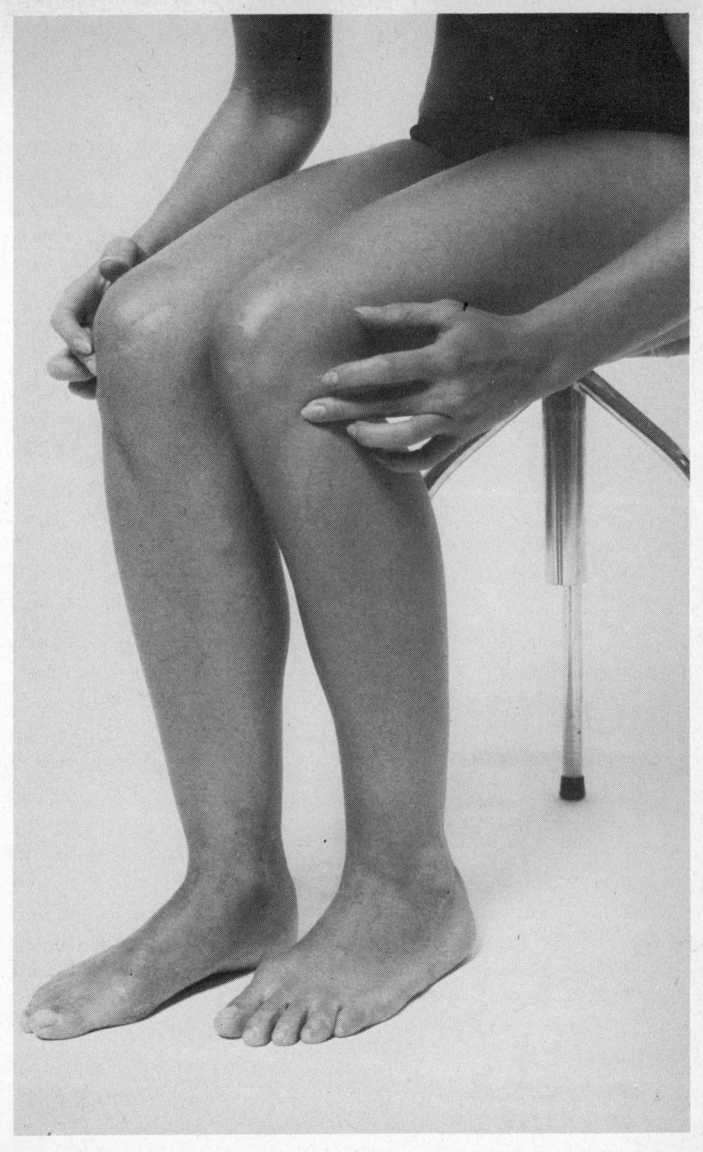

Niedriger Blutdruck

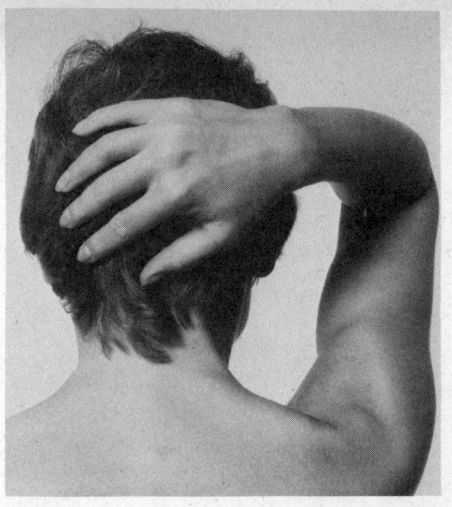

Zu niedriger Blutdruck gilt als »schonend«. Doch ständige Müdigkeit, Leistungsschwäche, Schwindelgefühle (vor allem bei Wetterveränderungen) können das Leben gründlich vermiesen.

Zwei einfache Akupressur-Übungen können »auf die Beine« helfen: Die erste ist ganz einfach und wird von vielen Menschen gelegentlich instinktiv gemacht:

Man legt eine Hand auf den Hinterkopf. Dann drückt man mit der ganzen Handfläche und den Fingern fünfmal kräftig gegen den Kopf. Die beste Zeit, das zu tun: jeweils nach dem Essen, also dreimal täglich.

Der eigentliche Akupressur-Punkt liegt am seitlichen Nagelrand des kleinen Fingers.

Nehmen Sie den kleinen Finger zwischen Daumen und Zeigefinger der anderen Hand und kneifen Sie kurz, aber kräftig gegen das Nagelbett. Das darf ruhig etwas weh tun. Bald ist nur noch ein leichter Druck nötig, und man fühlt sich wie plötzlich aufgeweckt.

Diese Akupressur, wiederum abwechselnd an beiden kleinen Fingern vorgenommen, nicht mehr als dreimal hintereinander, kann alle zwei Stunden wiederholt werden.

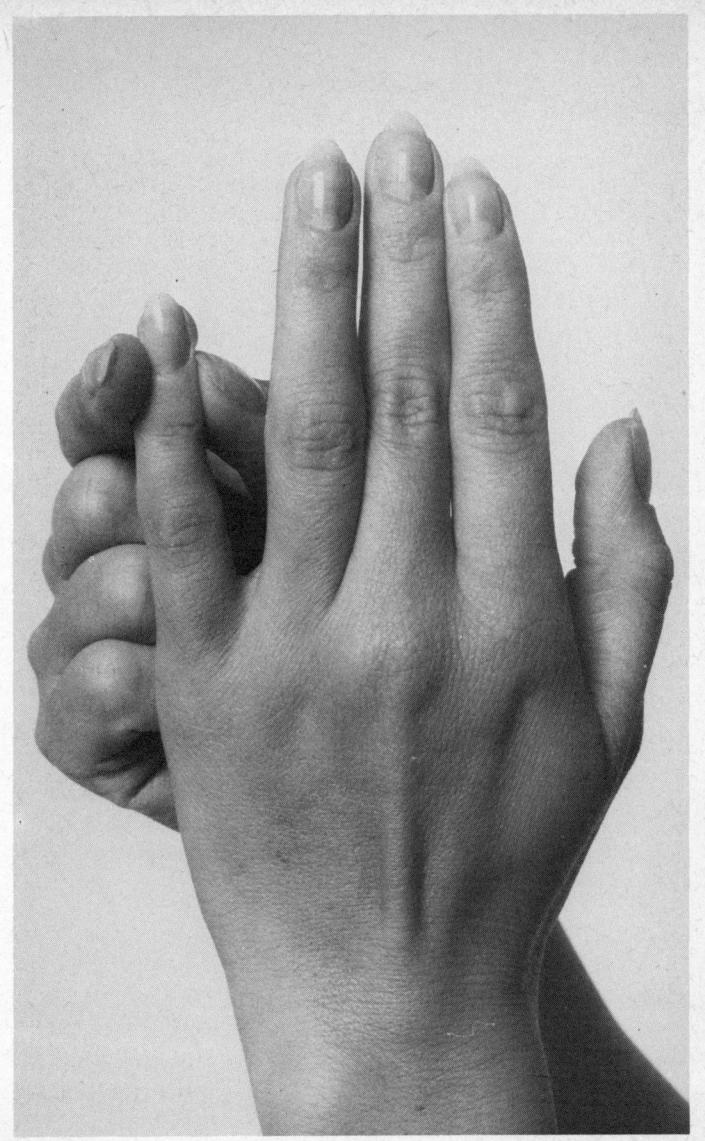

Nierenkolik

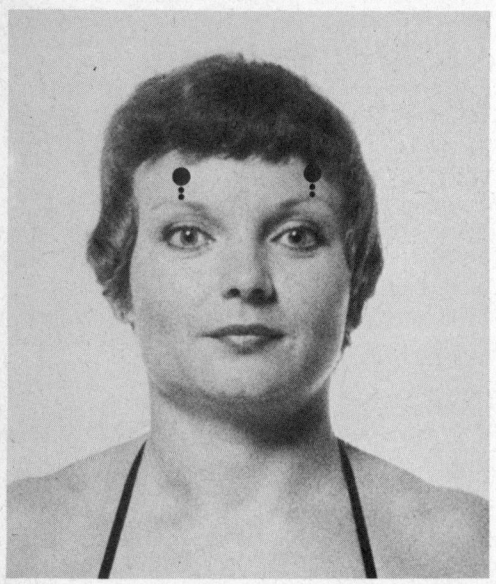

Die äußerst heftigen Schmerzen können gemildert werden, wenn man folgende Punkt-Paare behandelt:

Das erste liegt auf der Stirn:

Legen Sie den Ringfinger jeder Hand über die höchste Stelle der Augenbrauen, Mittelfinger und Zeigefinger daneben. Massieren Sie mit den Zeigefingern die Stelle, die genau unter den Fingerkuppen liegen. Machen Sie dabei leichte, kreisende Bewegungen, bis die Schmerzen nachlassen.

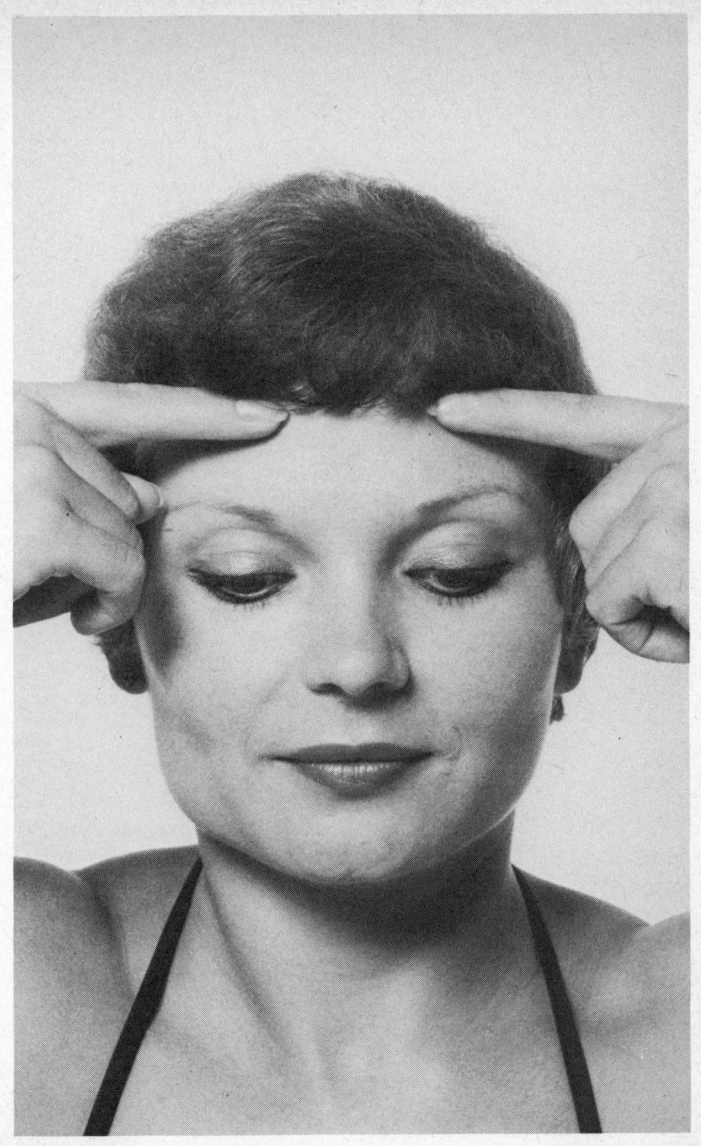

Nierenkolik (Fortsetzung)

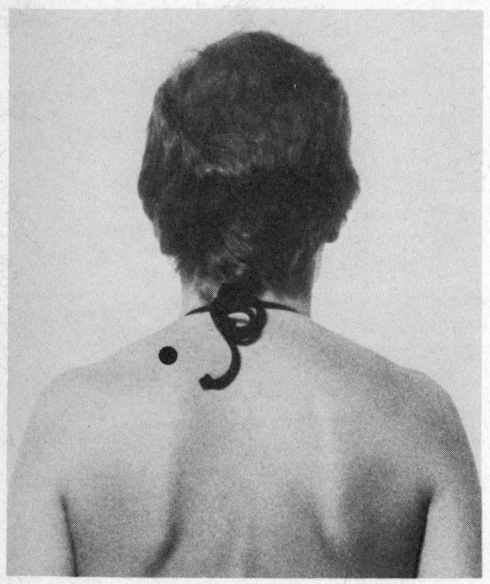

Das zweite Punkte-Paar liegt auf der Schulter.

Legen Sie Ihre Hände abwechselnd auf die jeweils gegenüberliegende Schulter. Und zwar so, daß der Daumen am Hals anliegt. Drücken Sie dann mit dem Mittelfinger kräftig zu. Ob Sie den richtigen Punkt gefunden haben, merken Sie an der Empfindsamkeit des gedrückten Punkts. Eventuell müssen Sie diese Stelle tasten. Akupressieren Sie etwa fünfmal kräftig — wechseln Sie dann zur anderen Schulter — und wieder zurück, bis die Kolik nachgelassen hat.

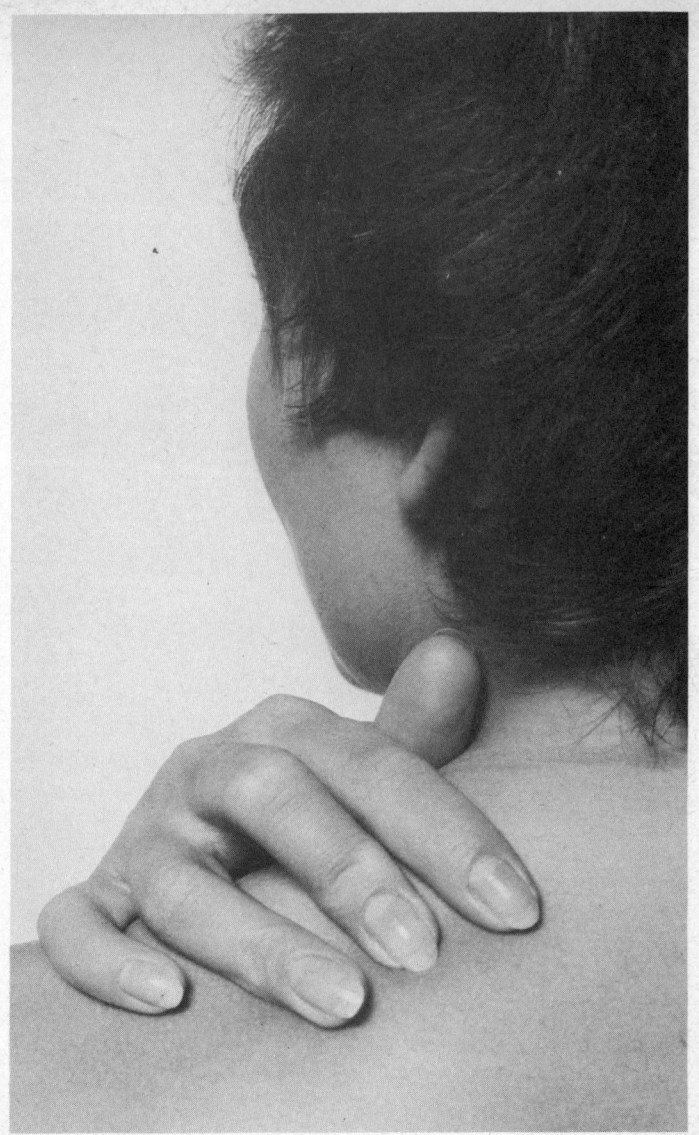

Ohrensausen

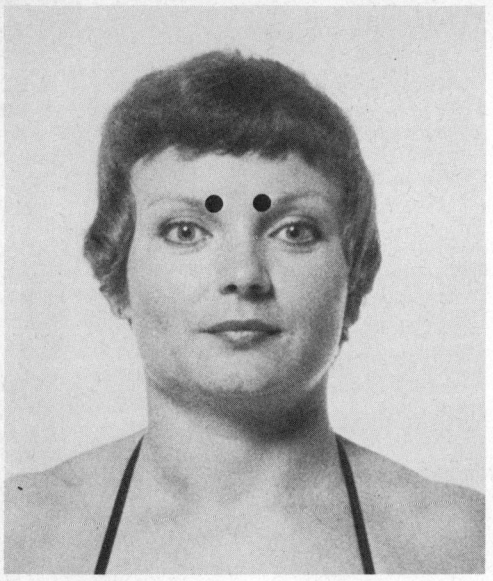

Das unangenehme Ohrensausen nach massiver Lärmbelästigung, bei Erkrankungen des Ohres oder des Gleichgewichtsorgans im Innenohr kann oft nur auf eine einzige Weise beseitigt werden: mit Akupressur. Die hilfreichen Punkte liegen rechts und links der Nasenwurzel, etwa da, wo die Augenbrauen beginnen.

Setzen Sie beide Zeigefinger an den Ansatz der Augenbrauen und massieren Sie diese Stelle leicht. Schieben Sie die Haut fast behutsam in Kreisbewegungen über den darunterliegenden Knochen. Tun Sie das ein paar Sekunden lang. Sie werden spüren, daß die Punkte hinterher so deutlich reagieren, als würden Sie noch immer akupressieren.

Diese Übung sollte nicht zu oft, höchstens dreimal täglich wiederholt werden.

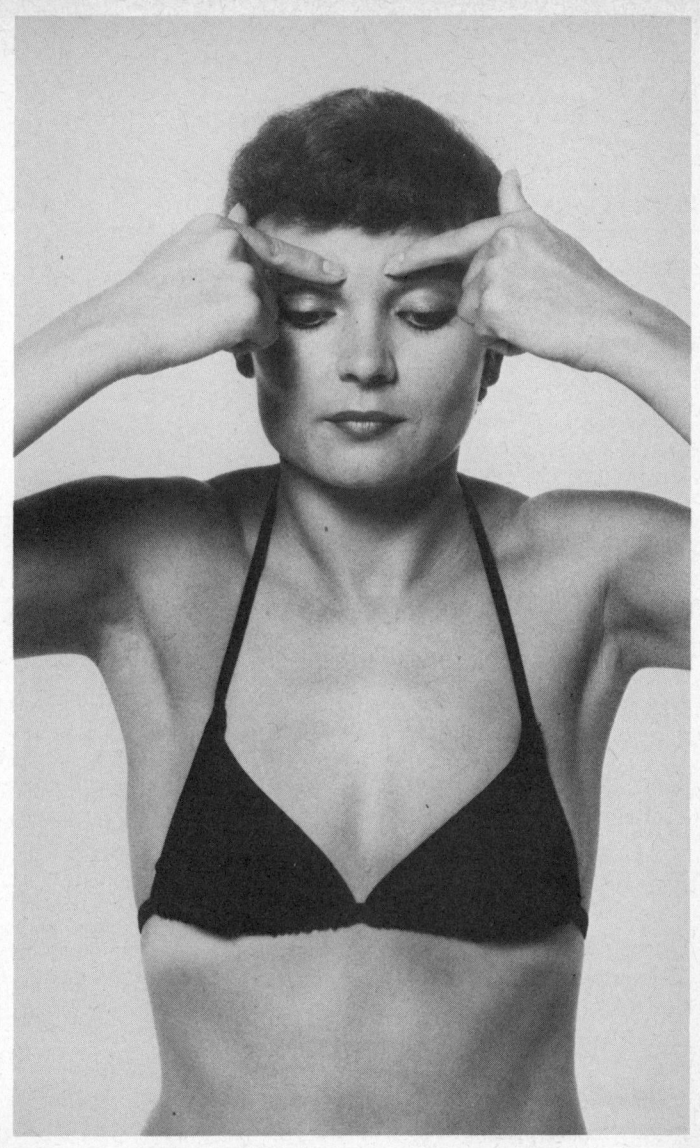

Ohrenschmerzen

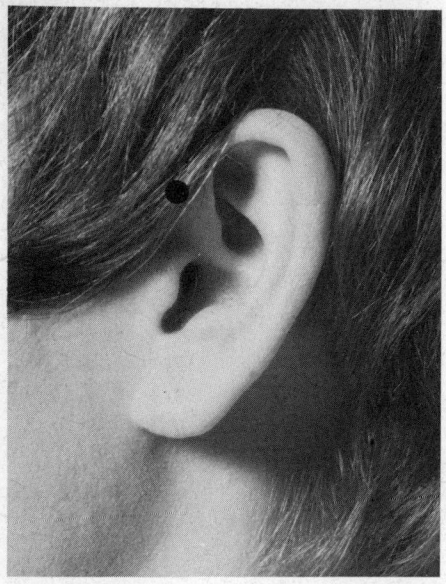

Sie treten manchmal urplötzlich auf. Etwa dann, wenn man in einer Seilbahn in die Höhe schwebt, oder noch häufiger, wenn man vom Berg herabgleitet. Oder auch beim Start oder bei der Landung eines Flugzeugs. Ohrenschmerzen können eine Entzündung anzeigen, aber auch von Erkrankungen anderer Organe herrühren. Im akuten Notfall kann man die Schmerzen lindern, indem man einen Punkt unmittelbar vor dem oberen Rand der Ohrmuschel drückt.

Fahren Sie mit dem Zeigefinger vor der Ohrmuschel in die Höhe und tippen Sie dabei immer wieder gegen den Kopf, bis Sie plötzlich eine Stelle gefunden haben, die sich wie eine kleine Mulde anfühlt. Sie ist sehr druckempfindlich. Massieren Sie diesen Punkt ganz leicht. Wiederholen Sie die Massage, bis die Ohrenschmerzen abgeklungen sind. Diese Akupressur muß immer an jenem Ohr vorgenommen werden, das schmerzt.

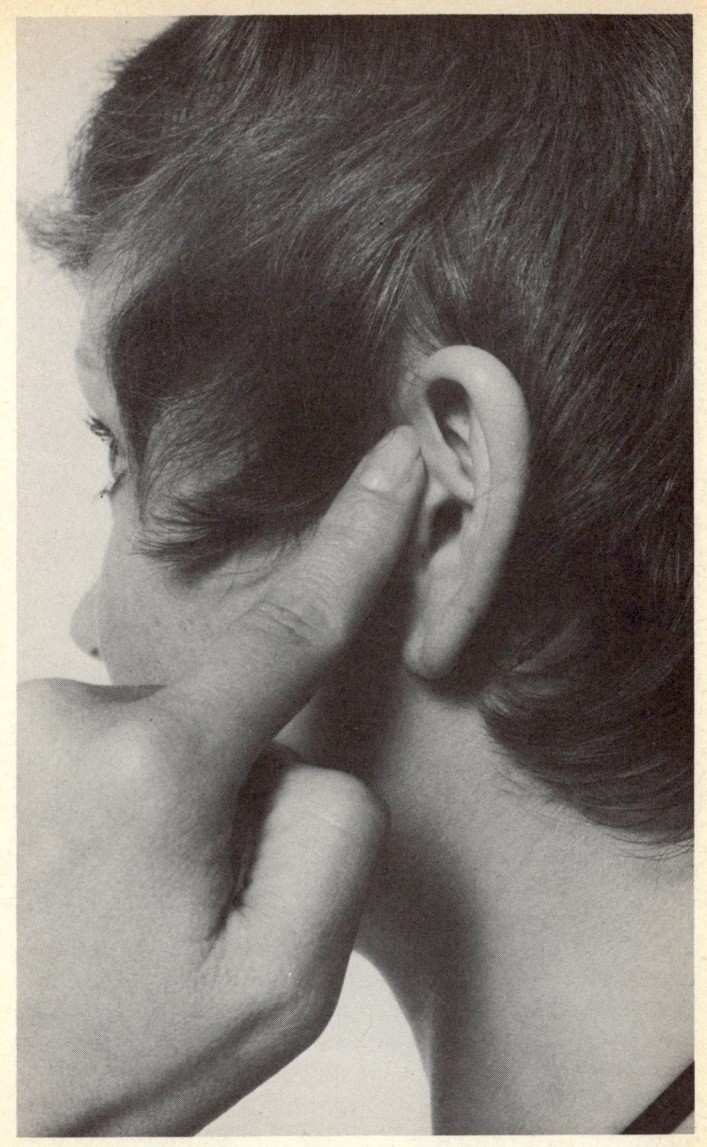

Potenzstörungen

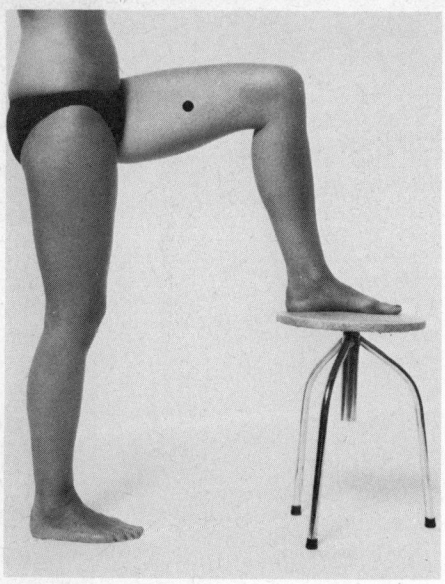

Bei allen sexuellen Störungen, seien sie leicht oder schwer, vorübergehend oder chronisch, kann man sich auf einfache Weise stimulieren: Man akupressiert den Sexualpunkt in der Mitte des Oberschenkels:

Stellen Sie zuerst Ihr linkes Bein auf einen Stuhl. Suchen Sie den Punkt, der genau in der Mitte zwischen Knie und Beinende, zwischen oben und unten liegt. Drücken Sie (am besten mit dem Zeigefinger) zuerst leicht, dann langsam kräftiger, und lockern Sie den Druck ebenso langsam wieder. Wiederholen Sie diese Akupressur dann am rechten Bein. Machen Sie das insgesamt fünfmal hintereinander an beiden Beinen, jeweils nach kurzen Pausen.

Es wäre schön und hilfreich, fände diese Akupressur Eingang in das Liebesspiel, wobei die Partner sich gegenseitig akupressieren.

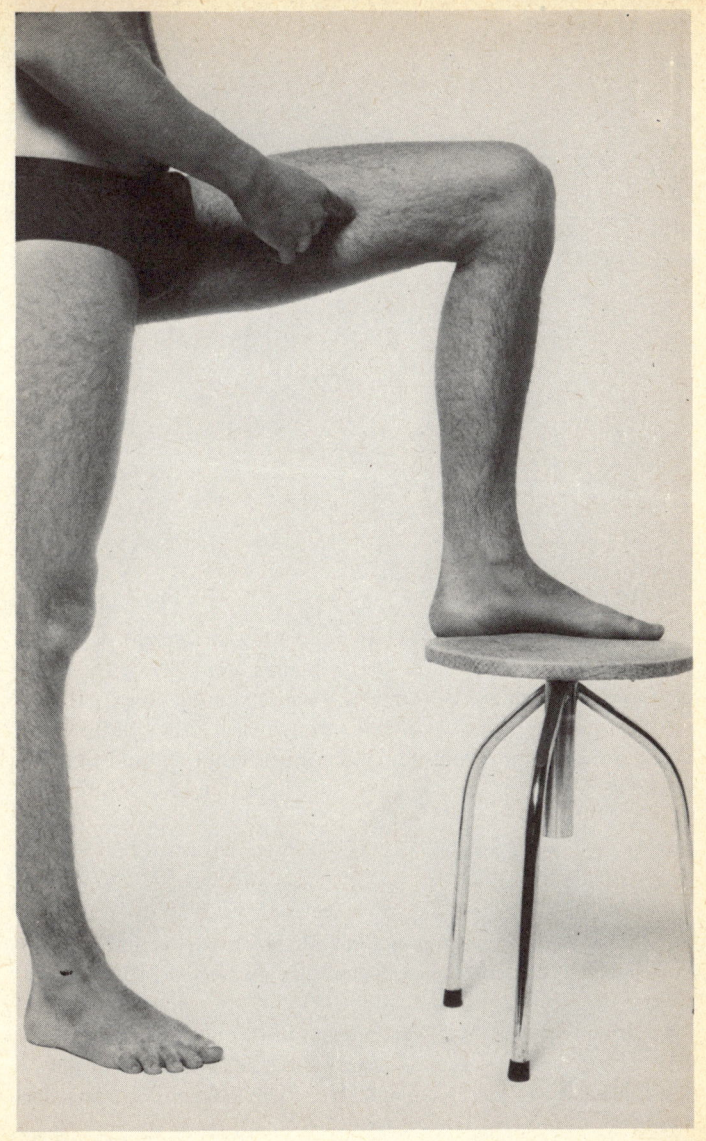

Raucher-entwöhnung

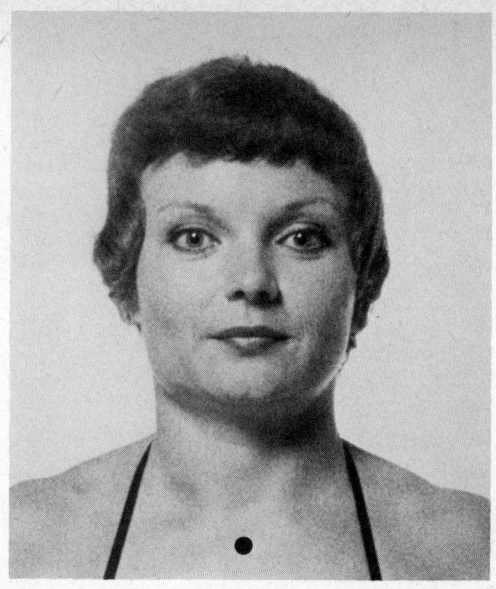

Wer von der Zigarette loskommen möchte, der braucht sich nicht abzuquälen und muß auch kein erneutes Versagen befürchten, unternimmt er eine systematische Akupressur mit vier Zielen:

freies Atmen, innere Harmonie, erhöhter Blutdruck und Willensstärke.

Das geht folgendermaßen:

1.
Der Punkt des freien Atmens (und der Stärkung der Lunge) liegt zwischen den beiden Schlüsselbeinen genau über dem Brustbein:

Man drückt immer, wenn man Lust zum Rauchen verspürt, mit dem Zeigefinger fest gegen diesen Punkt, schiebt die Haut gegen die drei begrenzenden Knochen. Nur kurz. Zwei, drei Sekunden lang.

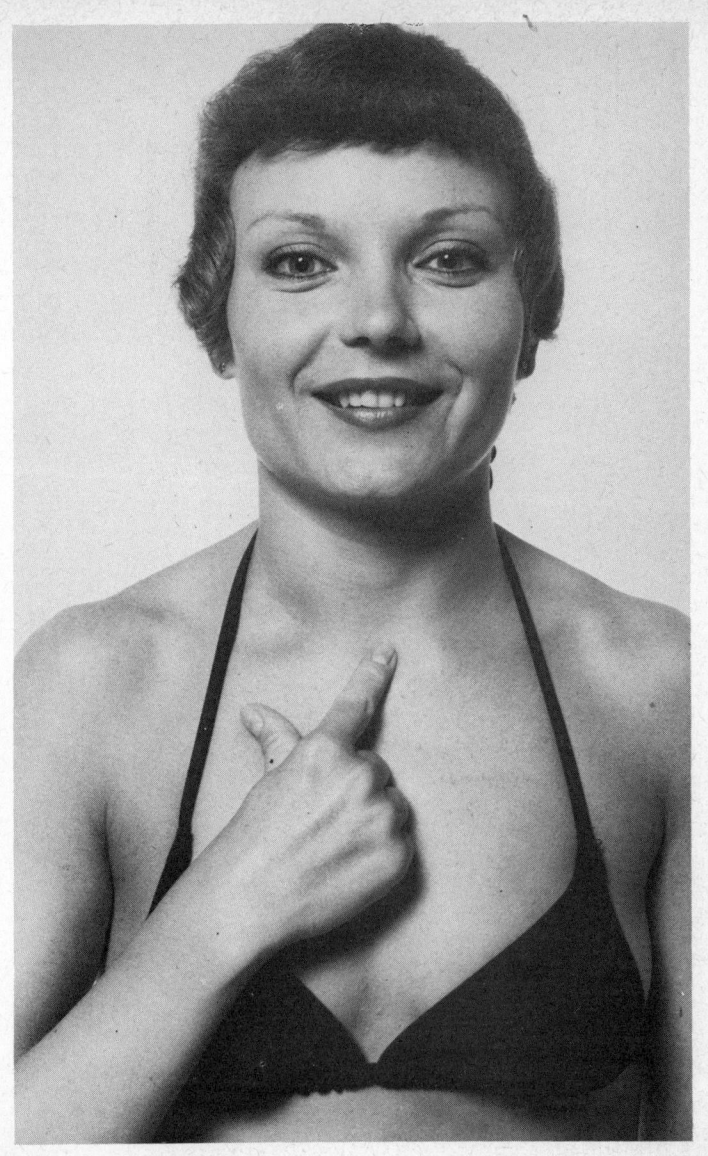

Raucherentwöhnung (Fortsetzung)

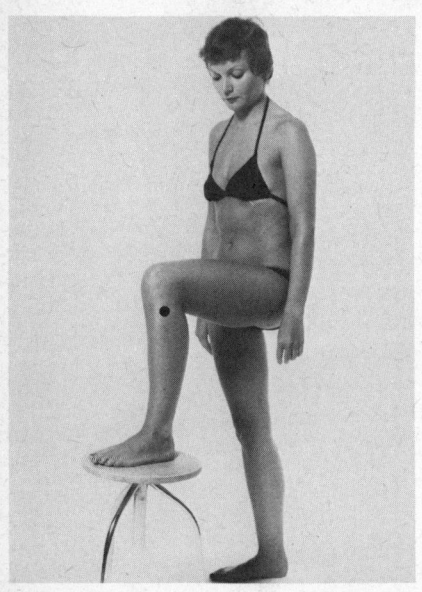

2.
Der Punkt des »göttlichen Gleichmuts« liegt seitlich unter den Kniescheiben:

Setzen Sie sich bequem auf einen Stuhl, legen Sie die Knie aneinander. (Nicht pressen!) Tasten Sie die Kniescheibe ab und legen Sie
dann vier Finger unterhalb von ihr auf das Schienbein. Nun ziehen
Sie die Hand so lange seitwärts, bis der kleine Finger einen Punkt
ertastet hat, der sehr empfindlich ist. Drücken Sie mit beiden
Mittelfingern gleichzeitig, kräftig und ausdauernd zu.

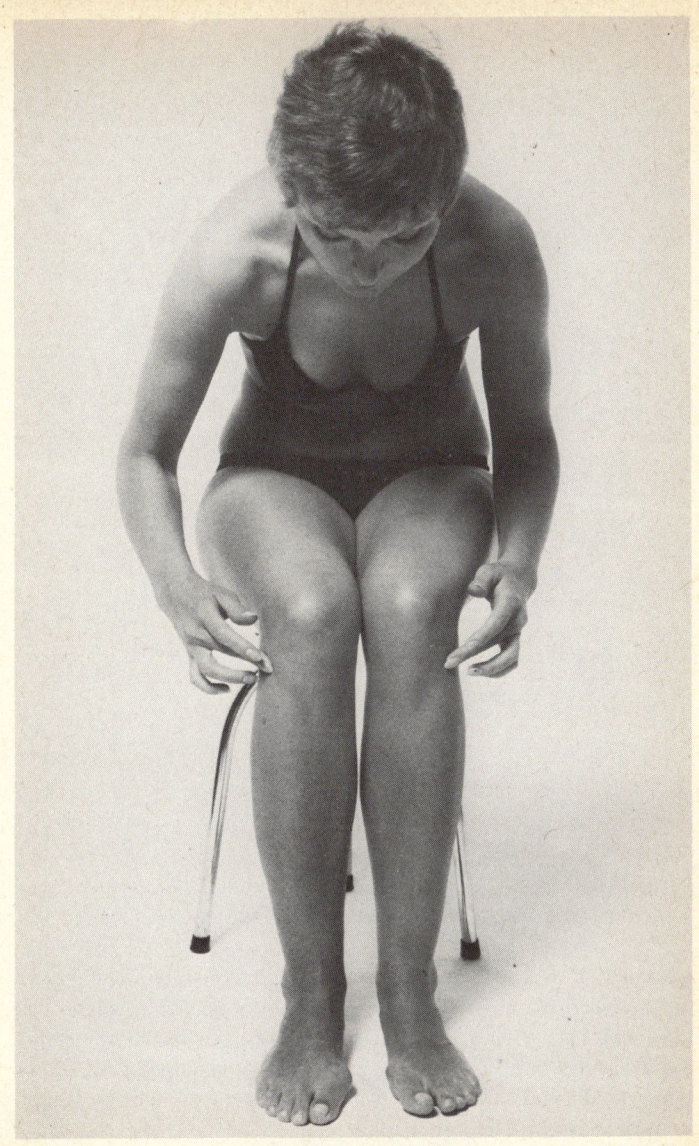

Raucherentwöhnung (Fortsetzung)

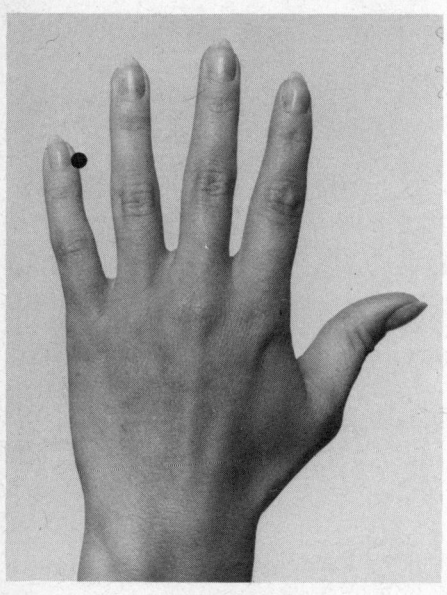

3.

Zu niedriger Blutdruck läßt sich normalisieren, indem man den entsprechenden Punkt am Nagelbett des kleinen Fingers kneift:

Nehmen Sie den kleinen Finger zwischen Daumen und Zeigefinger der anderen Hand und kneifen Sie kurz, aber kräftig gegen das Nagelbett. Das darf ruhig weh tun. Bald ist nur noch ein leichter Druck nötig, und man fühlt sich plötzlich wie aufgeweckt. Diese Akupressur wird abwechselnd an beiden kleinen Fingern vorgenommen. Dreimal hintereinander.

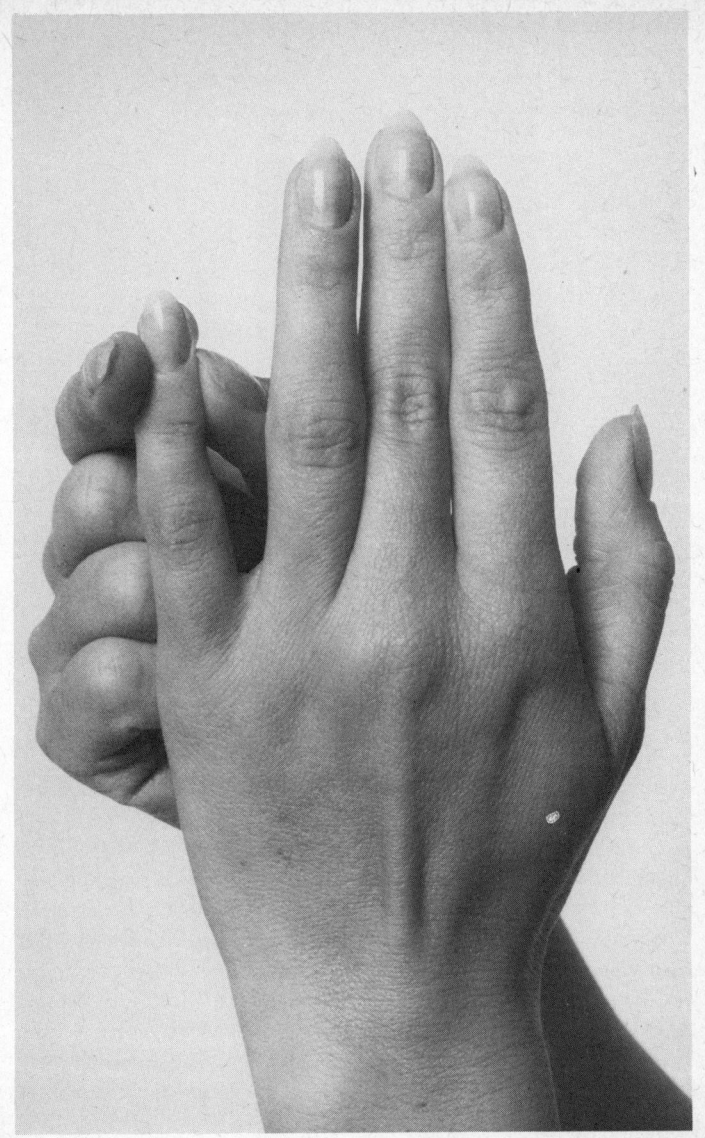

Raucherentwöhnung (Fortsetzung)

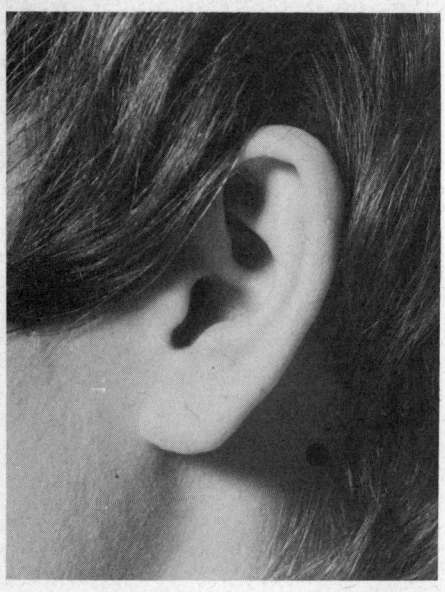

4.

Wille und Selbstwertgefühl lassen sich steigern durch die Akupressur eines Punktes hinter dem Ohr:

Legen Sie den Mittelfinger hinter die Ohrmuschel. Dort finden Sie eine deutliche Vertiefung unter dem Schädelknochen. Massieren Sie diesen Ort leicht, aber mit Ausdauer. Nehmen Sie erst das linke, dann das rechte Ohr.

Alle vier Maßnahmen zusammen, jeden Morgen nach dem Aufstehen und abends vor dem Zubettgehen vorgenommen, beseitigen die Nikotinsucht. Und das Ganze dauert nicht länger als fünf Minuten!

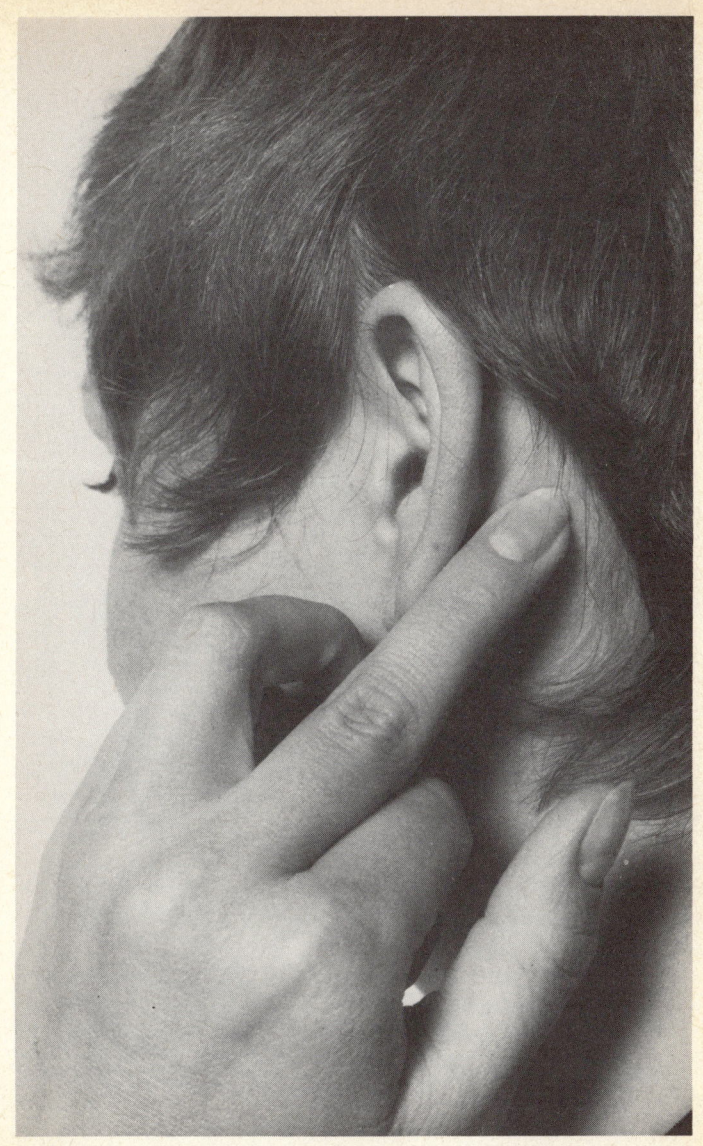

Regelstörungen

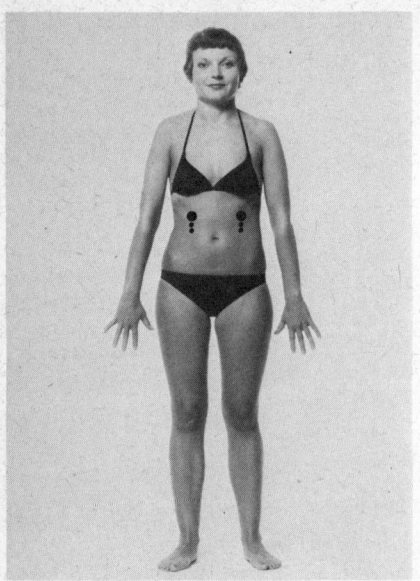

Wenn die Regel unregelmäßig eintritt, ganz ausbleibt oder heftige Unterleibsbeschwerden, Unwohlsein und Nervosität verursacht, dann hilft folgende Doppel-Akupressur:

Suchen Sie die »Entkrampfungspunkte« zwischen der dritten und vierten Rippe.

Setzen Sie den kleinen Finger unter den Brustkorb, den Ringfinger über die zweite Rippe, dann kommt der Zeigefinger genau an die richtige Stelle zwischen der dritten und vierten Rippe zu liegen. Drücken Sie leicht zu. Eigentlich genügt ein etwas intensiveres Streicheln dieses Punktes. Man tut das auch nur ein paar Sekunden lang — aber immer wieder. Je häufiger, desto besser.

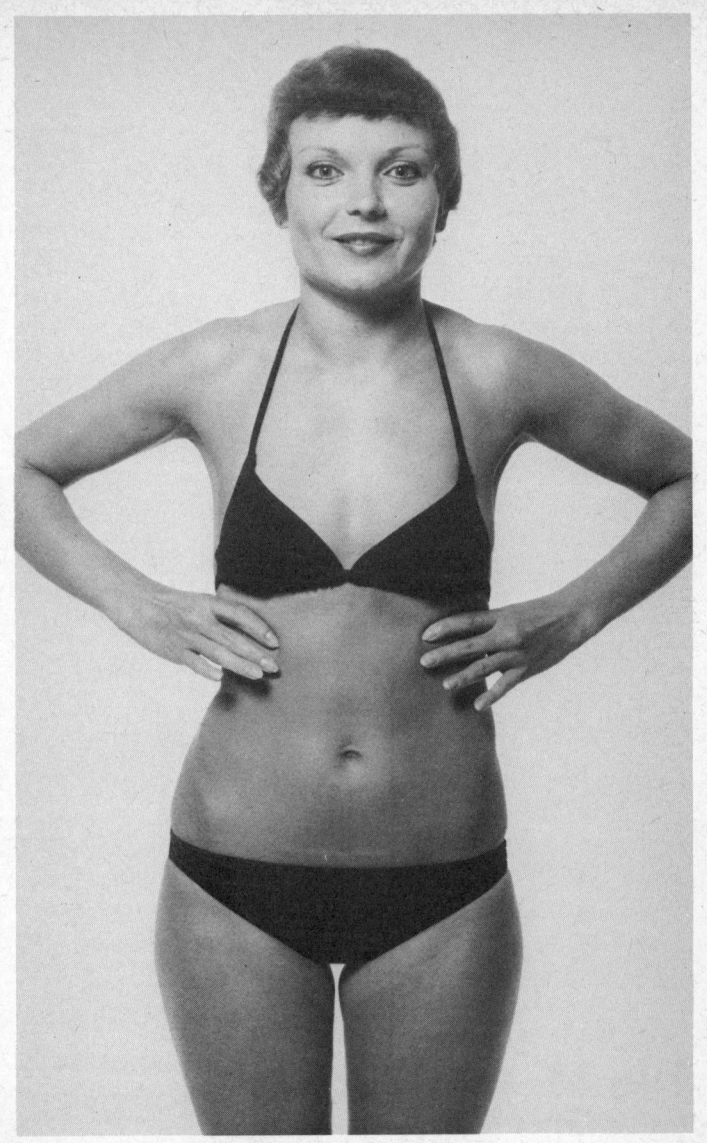

Regelstörungen (Fortsetzung)

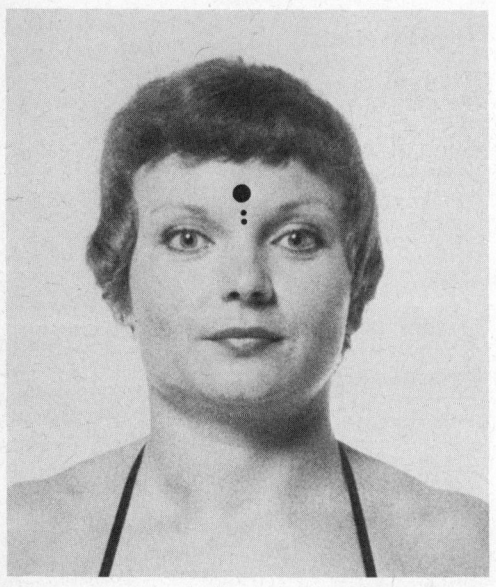

Der zweite Schritt: der Punkt, der die Funktionen des Unterleibs positiv beeinflußt, liegt mitten auf der Stirn, etwa drei Finger über den Augenbrauen.

Legen Sie die rechte Hand so auf die Stirn, daß der Ringfinger knapp über der Nase ist. Unter dem Zeigefinger liegt dann der gesuchte Punkt. Drücken Sie ihn rhythmisch, leicht, mehrmals hintereinander, bis die Beschwerden abklingen.

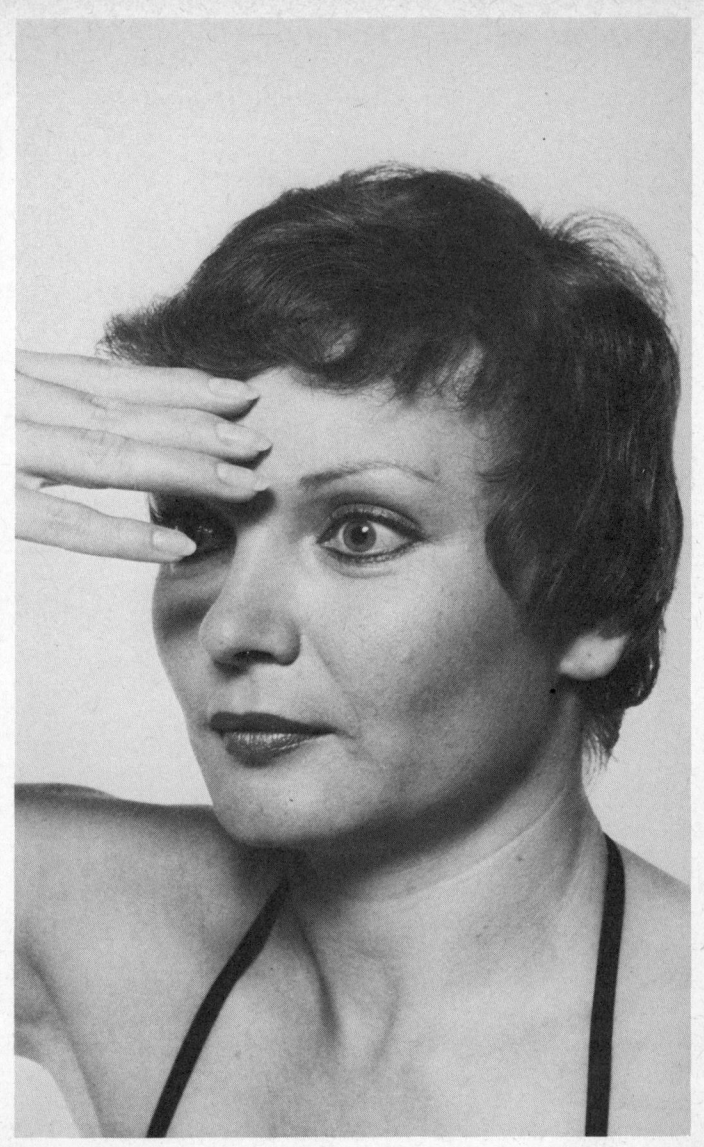

Reisekrankheit

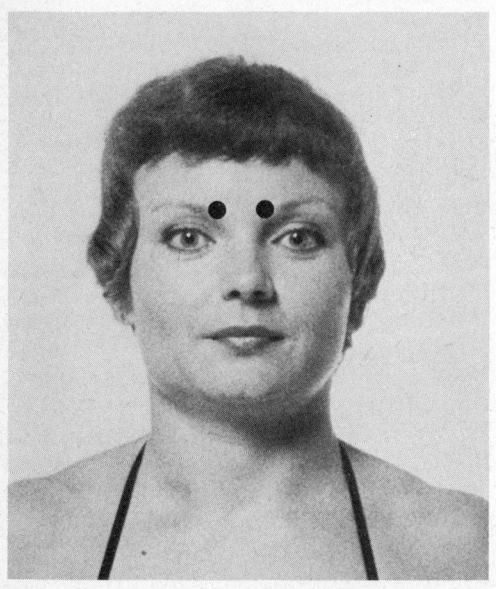

Bei plötzlicher Übelkeit während einer Autofahrt, einer Flug- oder Schiffsreise hilft die Akupressur von zwei Punkt-Paaren:

Das erste befindet sich drei Fingerbreit über den Augenbrauen auf der Stirn.

Legen Sie die Ringfinger über die höchste Stelle der Augenbrauenbogen, Mittelfinger und Zeigefinger daneben. Massieren Sie mit den Zeigefingern die Stelle, die genau unter den Fingerkuppen liegt. Machen Sie dabei leichte, kreisende Bewegungen, bis die Übelkeit nachläßt.

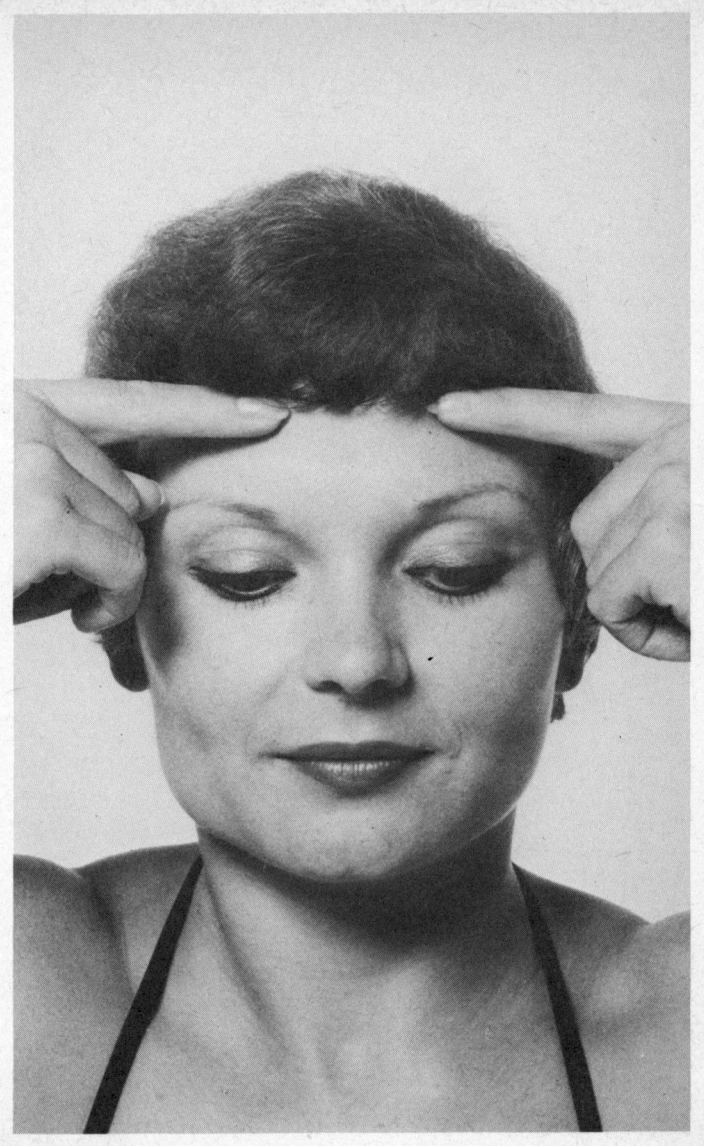

Reisekrankheit (Fortsetzung)

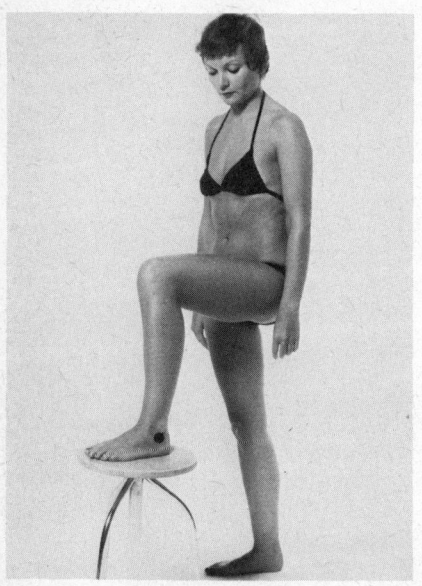

Das zweite, ergänzende Punkte-Paar finden Sie eine Handbreit unter den Fußknöcheln.

Erfassen Sie mit Daumen und Zeigefinger Ihren Fuß so von
hinten, daß der Daumen innen, der Zeigefinger außen direkt
unterhalb des Knöchels zu liegen kommt. Massieren Sie
diese Punkte mit beiden Fingern kräftig und mit Ausdauer.
Nehmen Sie zuerst den linken, dann den rechten Fuß vor. Sie
werden spüren, wie nachhaltig der Druck unter den Knöcheln spürbar bleibt. Und wie sehr er beruhigt.

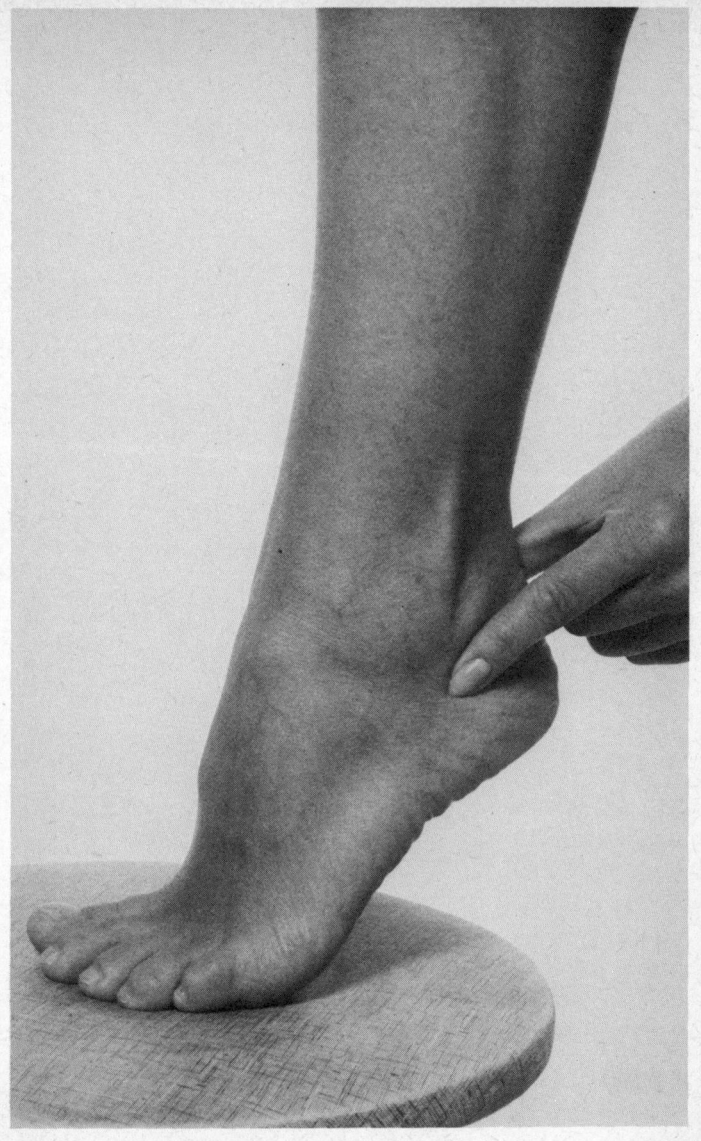

Rheuma

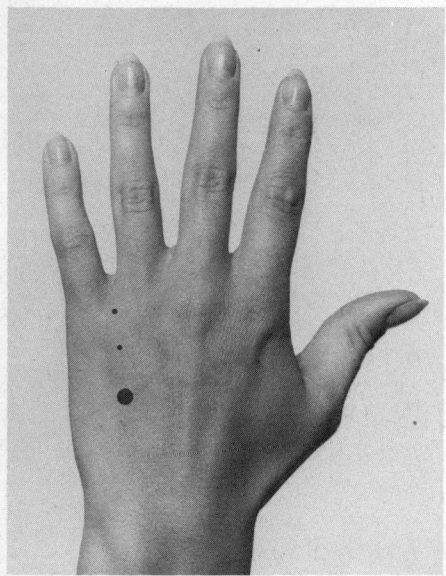

Bei allen gelenksrheumatischen Schmerzen hilft die Akupressur von zwei Punkt-Paaren an der Hand:

Das erste Paar liegt auf dem Handrücken, drei Fingerbreit unterhalb des kleinen Fingers.

Legen Sie den Zeigefinger der einen Hand zwischen die Knöchel des kleinen Fingers und des Ringfingers der anderen Hand. Reihen Sie Mittelfinger und Ringfinger an. Der gesuchte Punkt liegt dann genau unter der Kuppe des Ringfingers. Drücken Sie leicht, aber ständig, bis zu fünf Minuten lang.

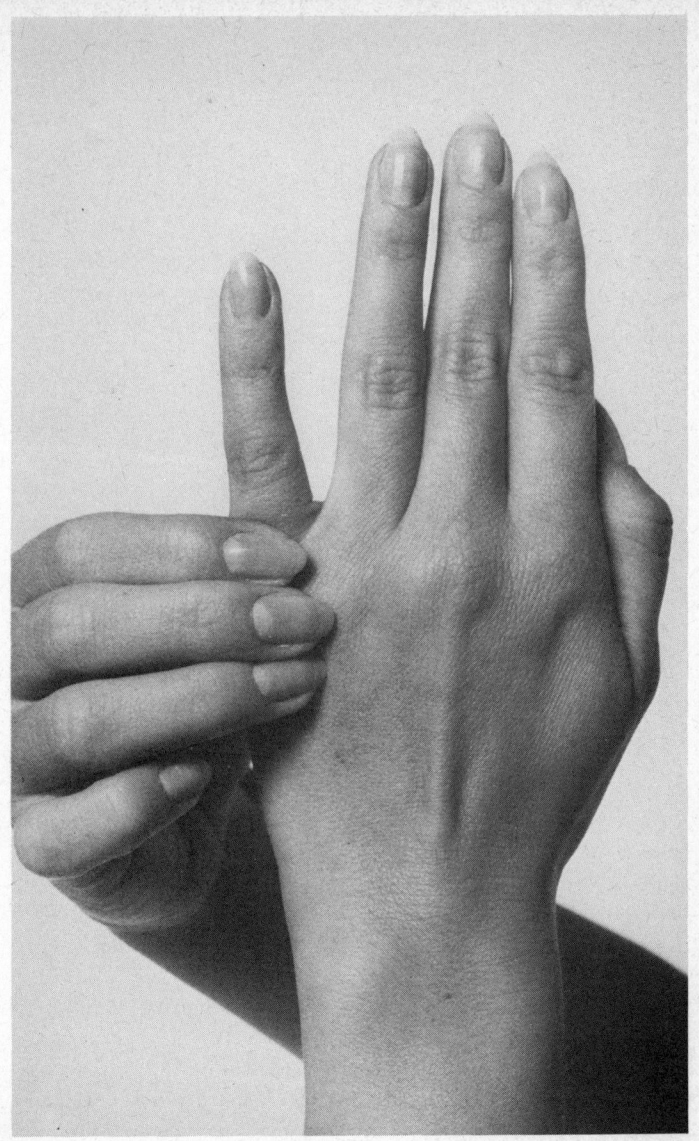

Rheuma (Fortsetzung)

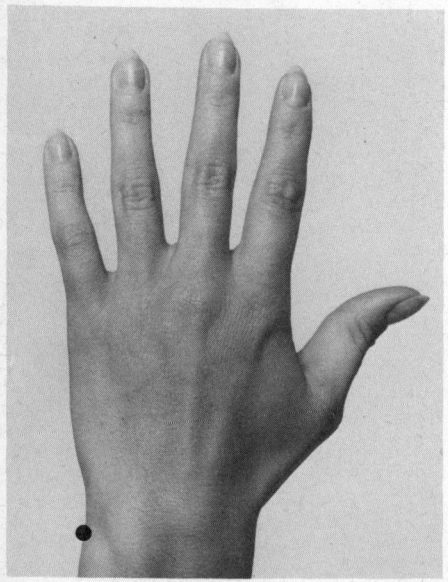

Akupressieren Sie immer zuerst die Hand, auf deren Seite die Schmerzen besonders stark auftreten, danach die andere.

Das zweite Paar finden Sie unmittelbar zwischen Arm und Hand auf der Seite des kleinen Fingers.

Man drückt den Daumen nicht zu fest in die deutlich spürbare Vertiefung zwischen Arm und Hand. Nach einigen Sekunden wechselt man die Hand und wiederholt dasselbe.

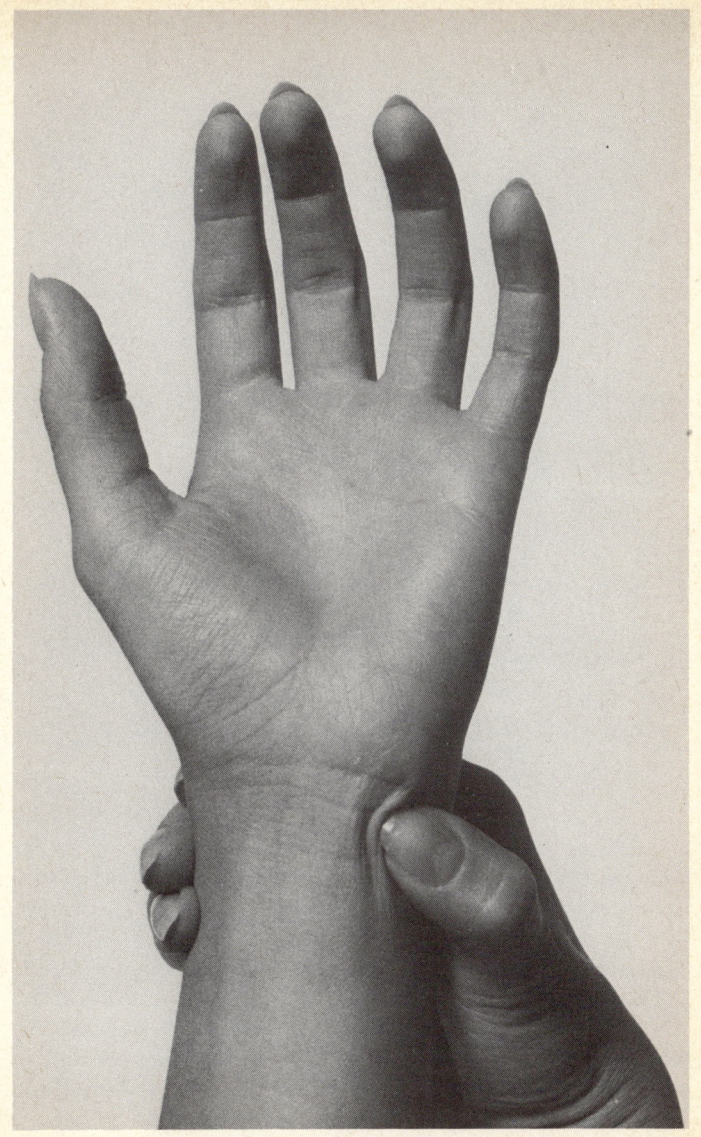

Rückenschmerzen

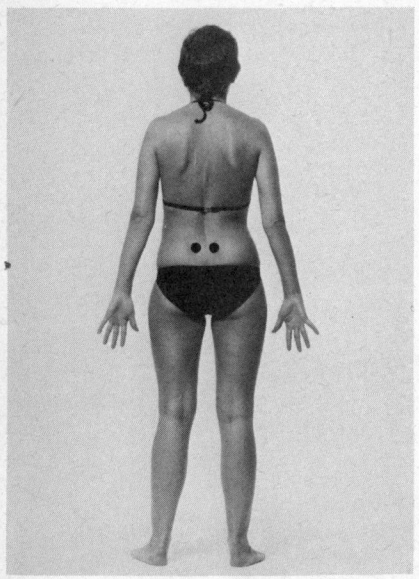

Die zwei wichtigsten Punkte liegen rechts und links der Wirbelsäule, unmittelbar über den Beckenknochen.

Man sucht über den Hüften den oberen Beckenrand, tastet die Mitte zwischen den Hüften und der Wirbelsäule ab und drückt den so gefundenen Punkt mit beiden Daumen ziemlich fest. Falls Sie einen stechenden Schmerz verspüren, wissen Sie, daß Sie den richtigen Punkt gefunden haben. Der Schmerz tritt aber nicht in jedem Fall auf. Drücken Sie zwei, drei Minuten lang.

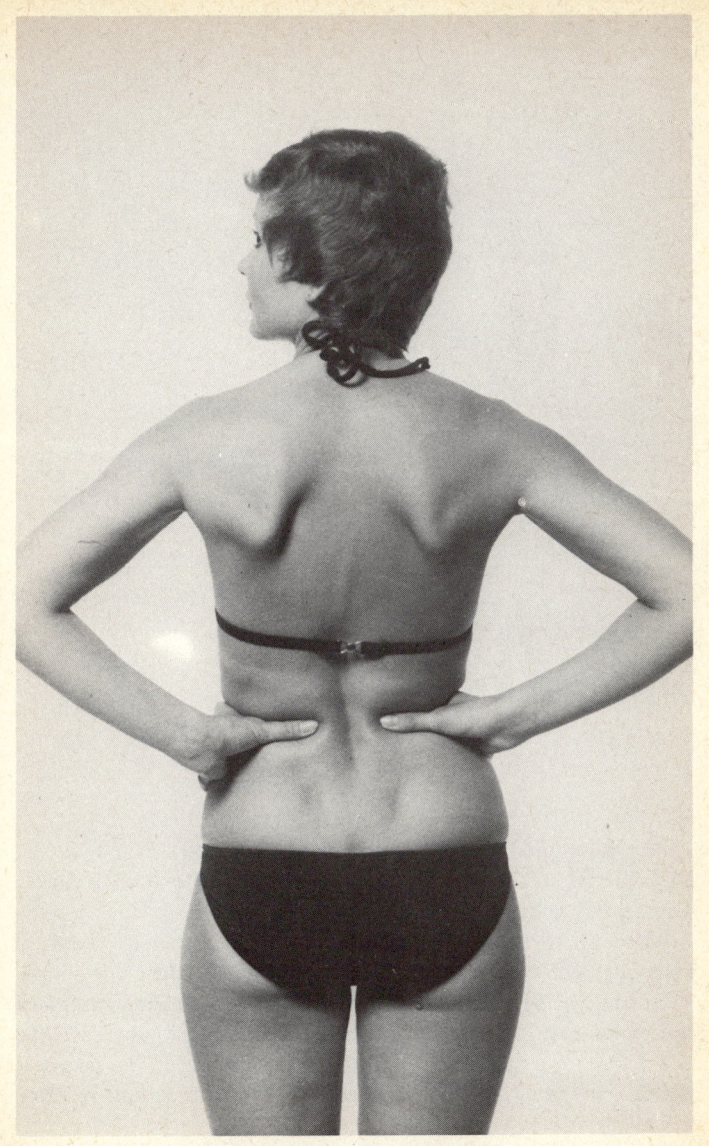

Rückenschmerzen (Fortsetzung)

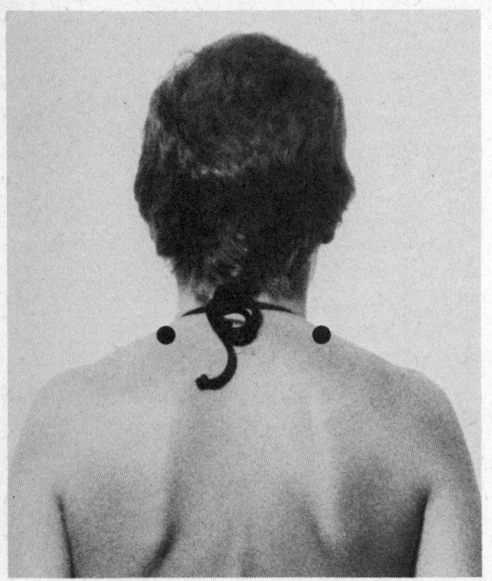

Das zweite Punkt-Paar finden Sie auf der Schulter:

Packen Sie mit Daumen und Zeigefinger die Haut dort, wo die
Schulter in den Hals übergeht. Der richtige Punkt ist leicht zu
finden, weil er druckempfindlicher ist als seine Umgebung.
Drücken Sie erst leicht, dann zunehmend stärker. Etwa zwanzig
Sekunden lang.

Beide Übungen können drei-, viermal täglich wiederholt werden,
bei heftigen Schmerzen auch häufiger.

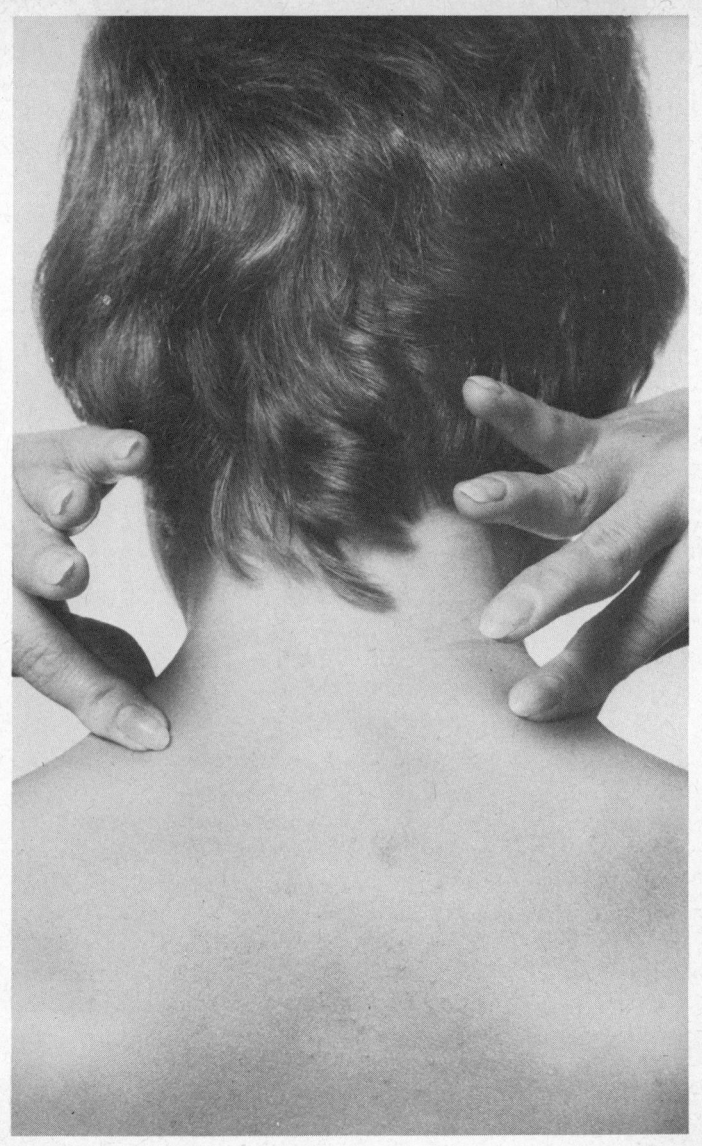

Schlafstörungen

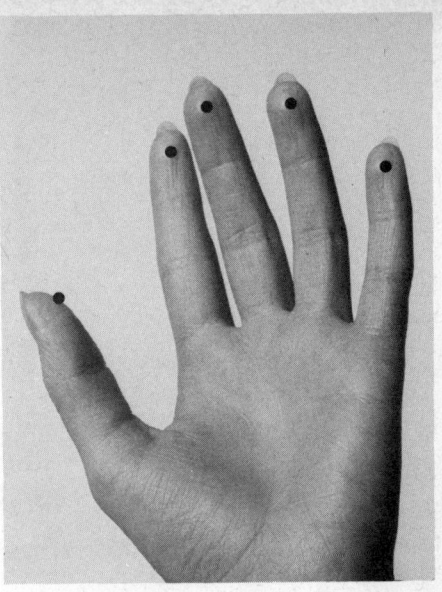

Wer gesund schlafen will, vor allem den raschen, tiefen Schlaf sucht, der muß zuvor die wirren, lästigen Gedanken, die ihm durch den Kopf schwirren, zum Schweigen bringen. Sodann müssen Kreislauf und Nervensystem zur Ruhe finden.

Entsprechend gilt es wiederum, eine Doppel-Akupressur vorzunehmen:

Akupressieren Sie zunächst Ihre Fingerspitzen.

Pressen Sie die Daumen erst gegen die Zeigefinger, dann gegen die Mittelfinger. Machen Sie so ohne jede Kraftanstrengung die Reihe der Finger durch. Wichtig ist dabei die spielerische Leichtigkeit und die häufige Wiederholung. War der kleine Finger dran, beginnt das Akupressur-Spiel von vorn. Es darf ruhig drei Minuten lang dauern.

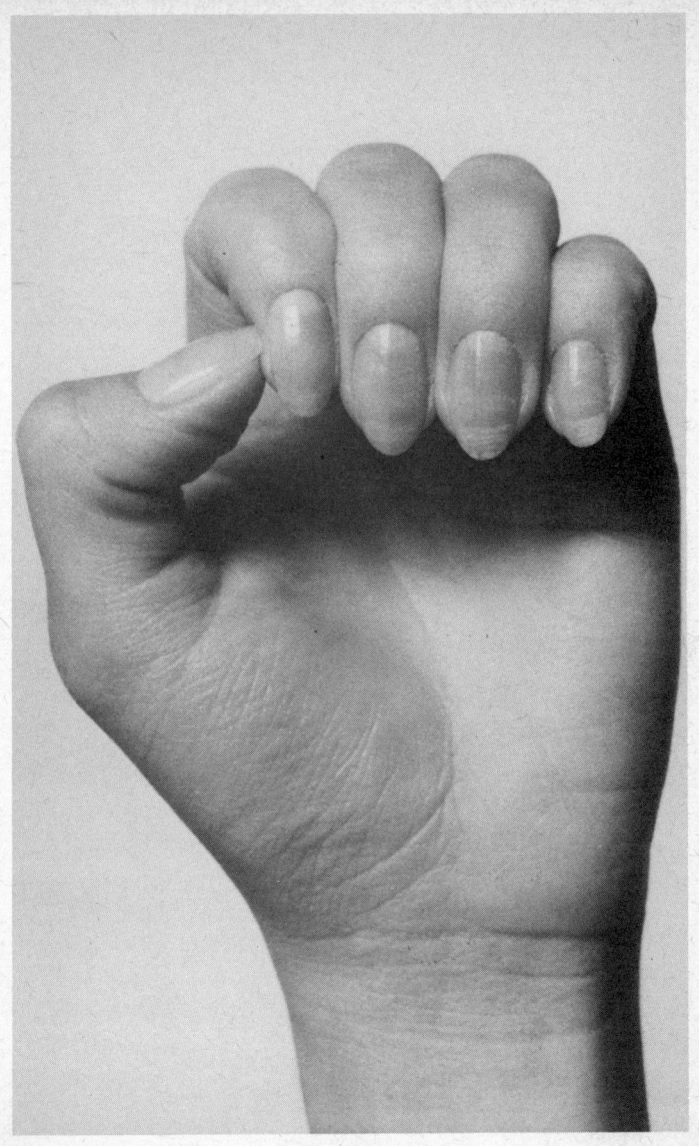

Schlafstörungen (Fortsetzung)

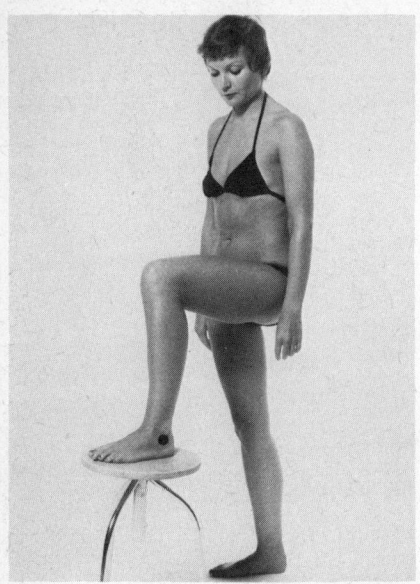

Nach dieser Finger-Akupressur sind die Kreislauf-Beruhigungspunkte unterhalb der Fußknöchel an der Reihe:

Erfassen Sie mit Daumen und Zeigefinger Ihren Fuß so von hinten, daß der Daumen innen, der Zeigefinger außen direkt unterhalb des Knöchels zu liegen kommt. Massieren Sie diese Punkte mit den beiden Fingern kräftig und mit Ausdauer. Nehmen Sie zuerst den linken, dann den rechten Fuß. Sie werden spüren, wie nachhaltig der Druck unter den Knöcheln spürbar bleibt. Und wie sehr er beruhigt.

Machen Sie die Doppel-Akupressur kurz vor dem Schlafengehen etwa fünf Minuten lang.

130

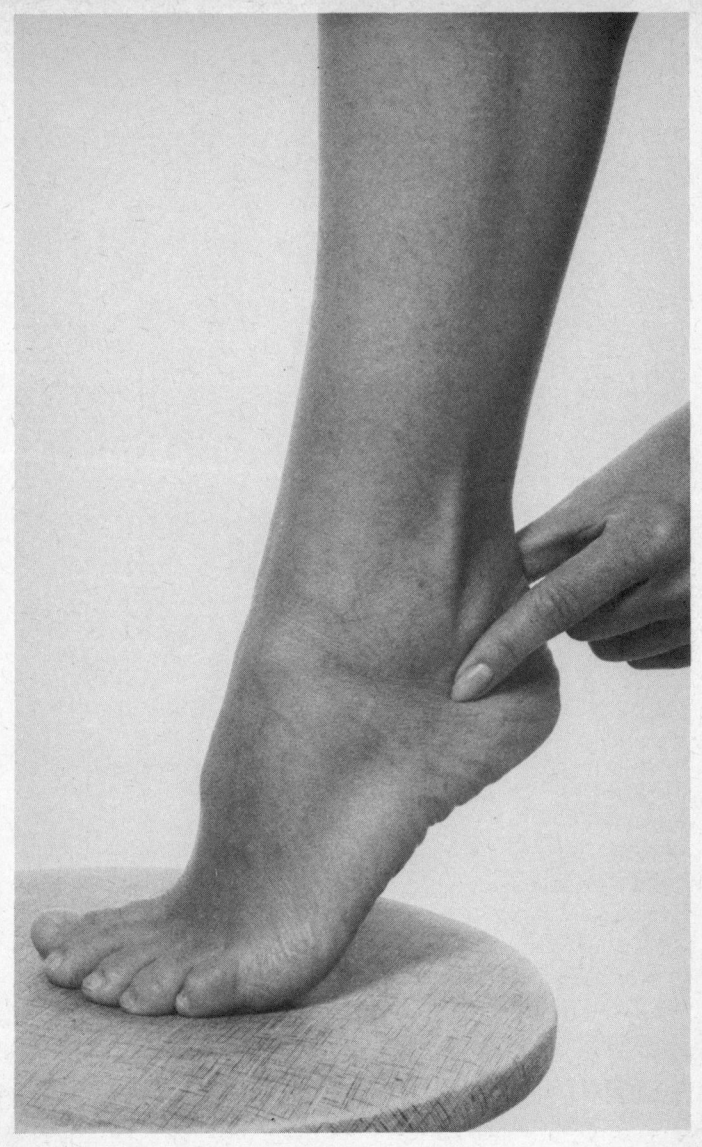

Schnupfen

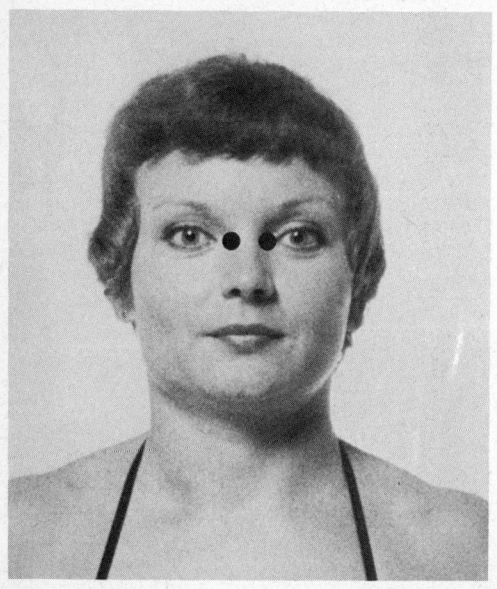

Drei Punkt-Paare helfen nicht nur bei einem voll ausgebildeten Schnupfen, ihre Akupressur vermag auch die Krankheit im Keime zu ersticken, so daß dem Niesen keine »Erkältung« folgt.

Gehen Sie in jedem Fall folgendermaßen vor:

Zuerst massieren Sie das Punktpaar direkt über dem Beginn der Augenbrauen mit beiden Zeigefingern gleichzeitig. Tun Sie das ganz leicht und ruhig, aber eine Minute lang. Schieben Sie die Haut in kreisenden Bewegungen über den Stirnknochen.

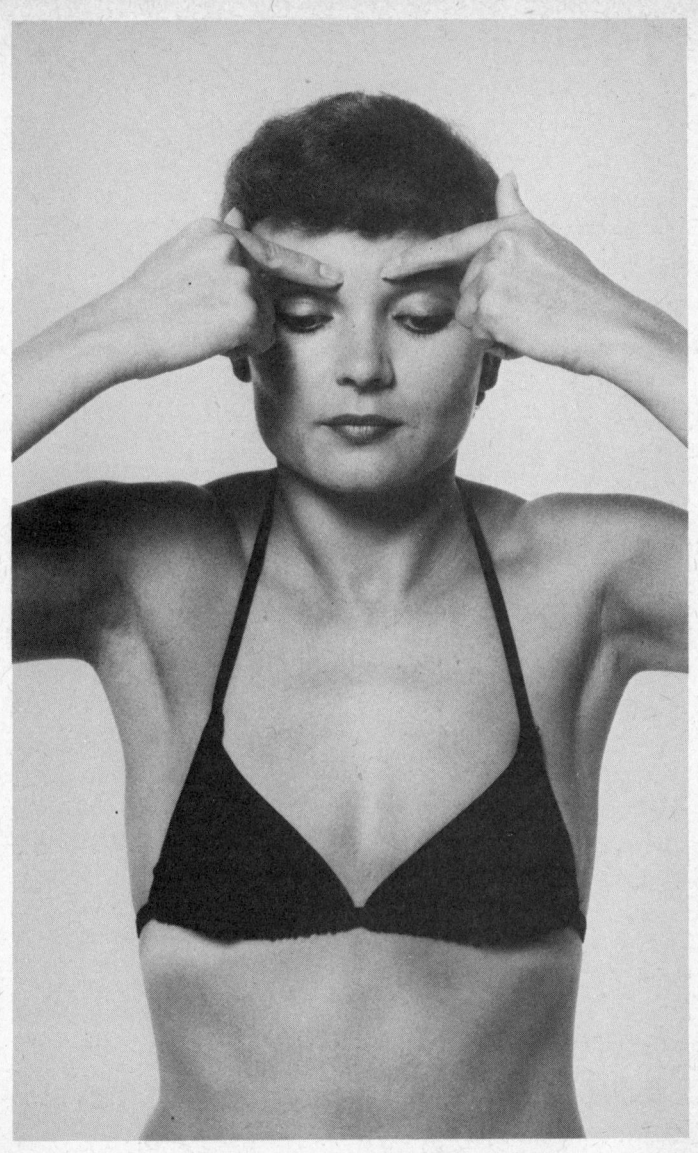

Schnupfen (Fortsetzung)

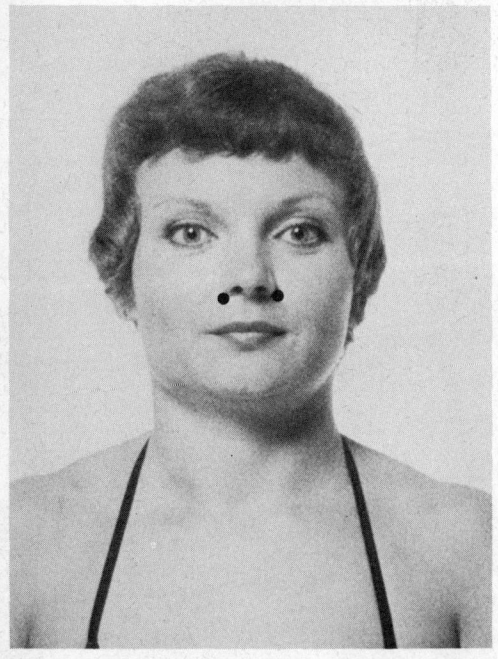

Danach nehmen Sie die Nase bei den Augen zwischen Daumen und
Zeigefinger und drücken Sie rhythmisch, aber nicht zu fest
zehnmal zu. (Vorher die Finger gründlich waschen, damit keine
Krankheitskeime in die Schleimhaut der Augen gelangen!)

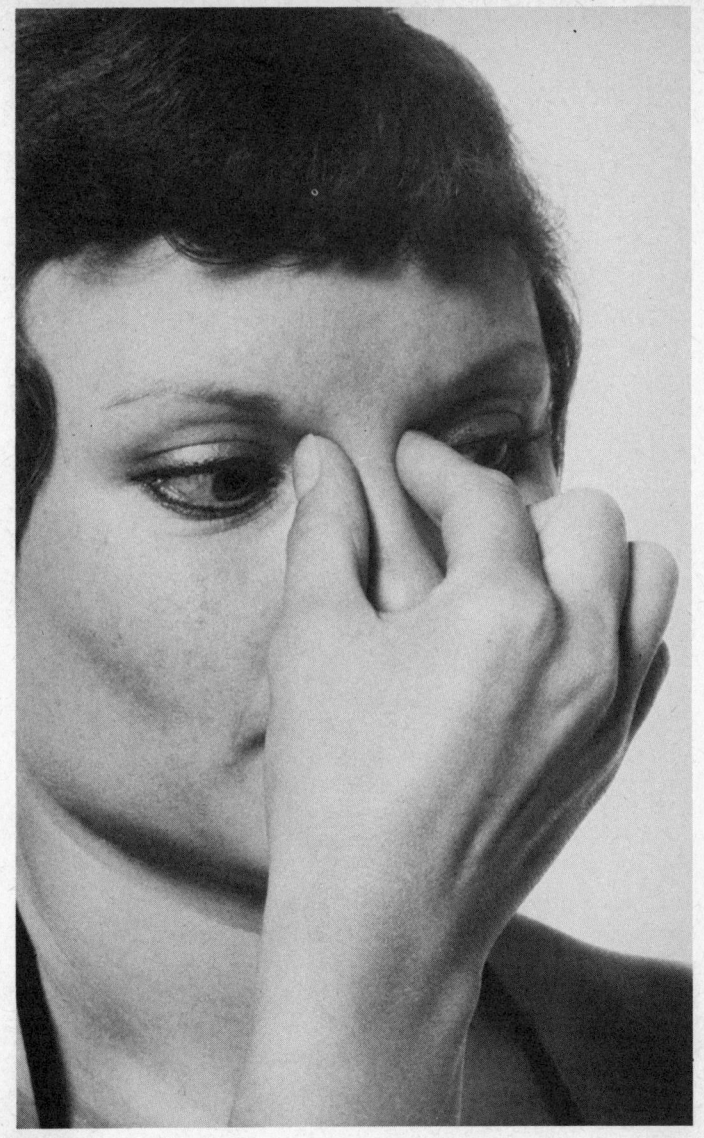

Schnupfen (Fortsetzung)

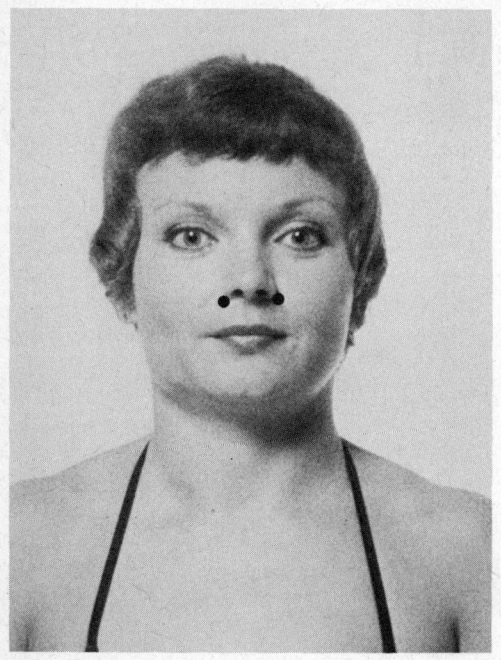

Schließlich drücken Sie mit beiden Daumen etwa fünfmal leicht gegen die Nasenflügel. Das ist mehr ein kurzes Stoßen als ein Drücken.

Nehmen Sie diese Schnupfen-Akupressur jeden Morgen gleich nach dem Aufstehen vor. Bei Ansteckungsgefahr, bei bedrohlichem Kribbeln in der Nase und bei einem schon ausgebrochenen Schnupfen dürfen Sie diese Akupressur häufig wiederholen.

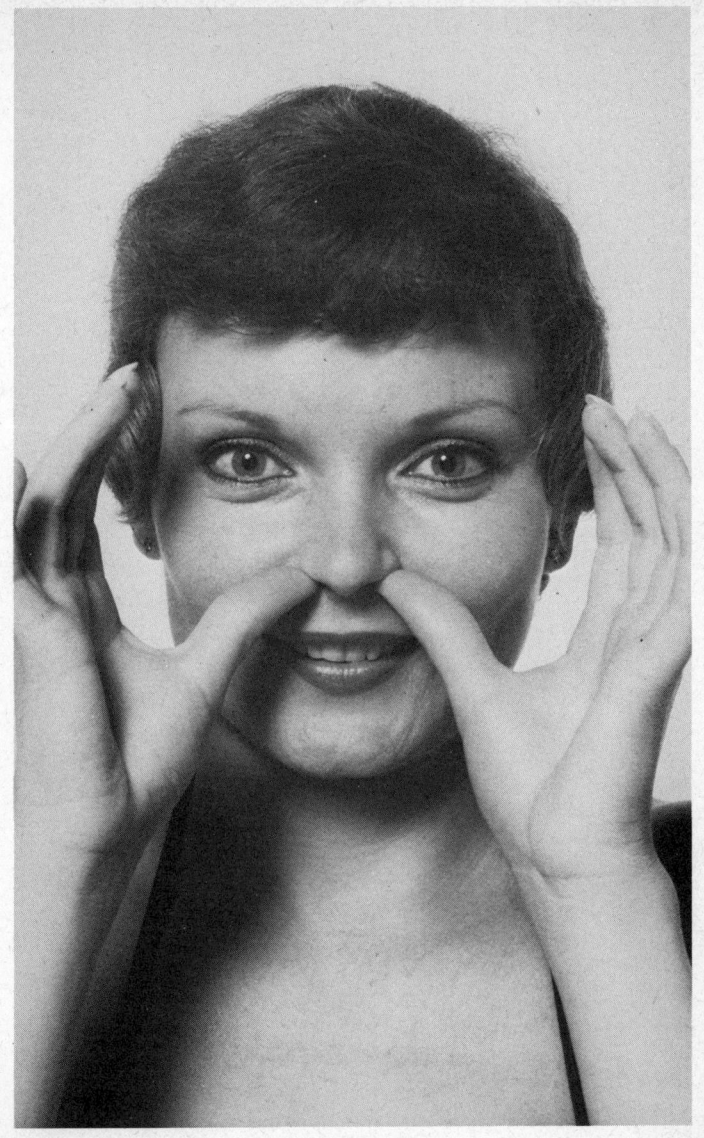

Schwindel

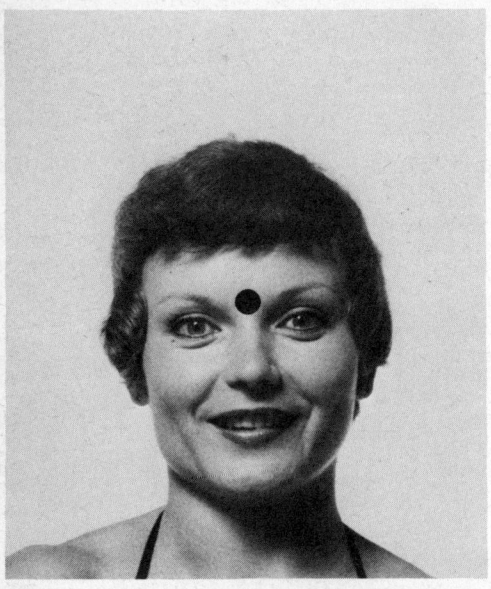

Wenn es Ihnen schwindelig wird, dann drücken Sie einfach einen Punkt, der genau über der Nase und zwischen den Augenbrauen liegt.

Suchen Sie den Punkt direkt über der Nasenwurzel auf der höchsten Stelle des Knochens und drücken Sie kurz, aber kräftig drei Sekunden lang.

Der Punkt wird noch lange nach dem Akupressieren zu spüren sein. Sie dürfen es je nach Notwendigkeit wiederholen. Aber: nicht mit dem Fingernagel drücken, sondern mit der weichen Fingerkuppe!

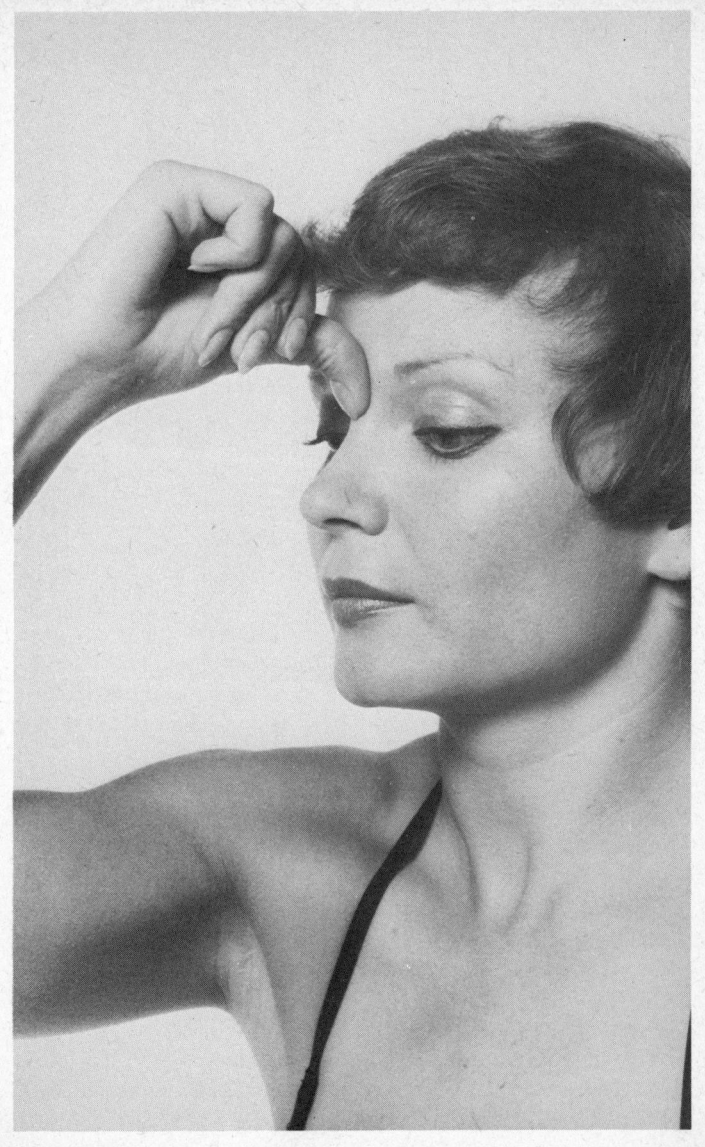

Schwitzen

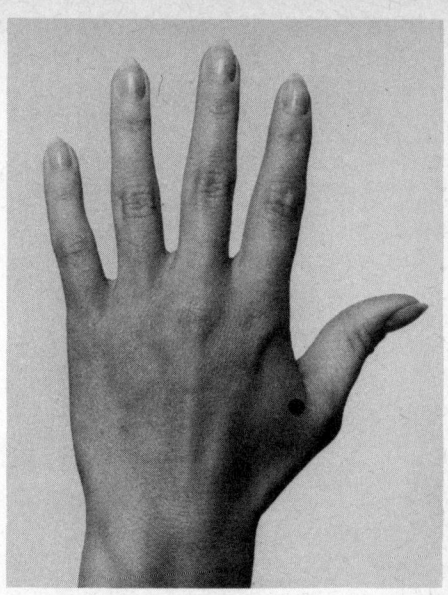

Schwitzen ist gesund — übermäßiges Schwitzen mehr als unangenehm. Es gilt vor allem, das vegetative Nervensystem zu beruhigen. Das erreicht man am zuverlässigsten mit der Akupressur eines der wirkungsvollsten Beruhigungspunkte zwischen Daumen und Zeigefinger:

Strecken Sie die Hand aus und bewegen Sie den Daumen zum Zeigefinger hin. Genau am Ende der Hautfalte, die dabei entsteht, liegt der gesuchte Punkt, den Sie zwischen Daumen und Zeigefinger der anderen Hand nehmen müssen. Schlagen Sie mit beiden Fingern etwa im Rhythmus des Pulsschlages von unten und oben zehnmal gleichzeitig dagegen. Erst an der linken, dann an der rechten Hand.

Am besten führen Sie diese Akupressur morgens gleich nach dem Aufstehen durch und tagsüber immer dann, wenn Sie sich unruhig fühlen oder zu schwitzen beginnen.

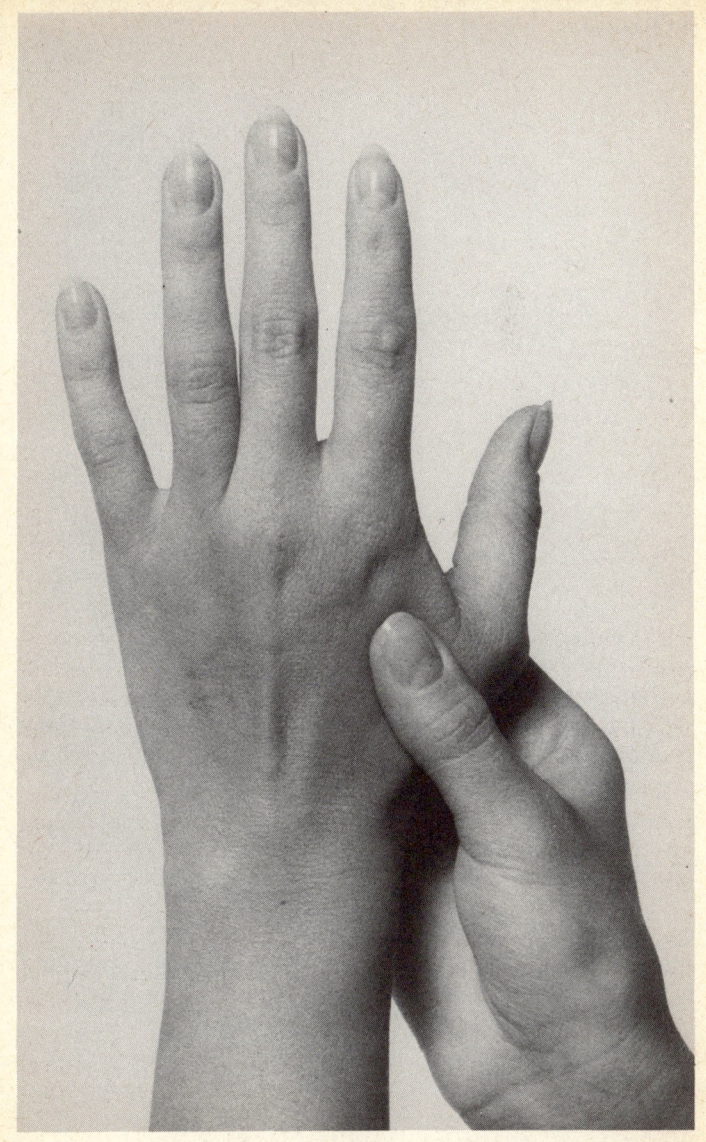

Vegetative Dystonie

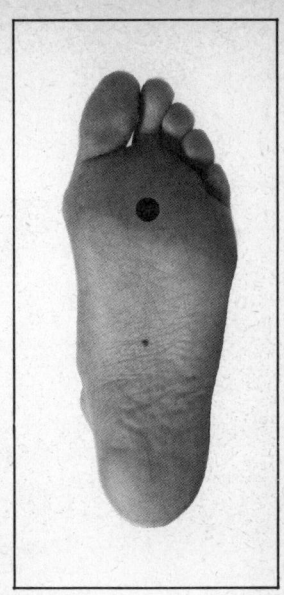

Früher sprach man ganz einfach von Nervenschwäche, wenn man sich auf einen labilen Zustand des vegetativen Nervensystems bezog: es läßt sich sehr leicht durch Angst, Erschöpfung, Streß aus seinem gesunden Rhythmus bewegen.

Der wirksamste Akupressur-Punkt, das vegetative Nervensystem zu stabilisieren, liegt auf der Fußsohle:

In der Vertiefung zwischen dem Ballen der großen Zehe und den übrigen Zehenballen liegt ein deutlich druckempfindlicher Punkt. Massieren Sie mit dem Daumen, indem Sie einen Fuß auf das andere Bein legen. Der Druck darf recht kräftig sein. Massieren Sie möglichst ausgiebig, also drei bis fünf Minuten lang, erst am linken, dann am rechten Fuß, am besten morgens nach dem Aufstehen und abends vor dem Zubettgehen.

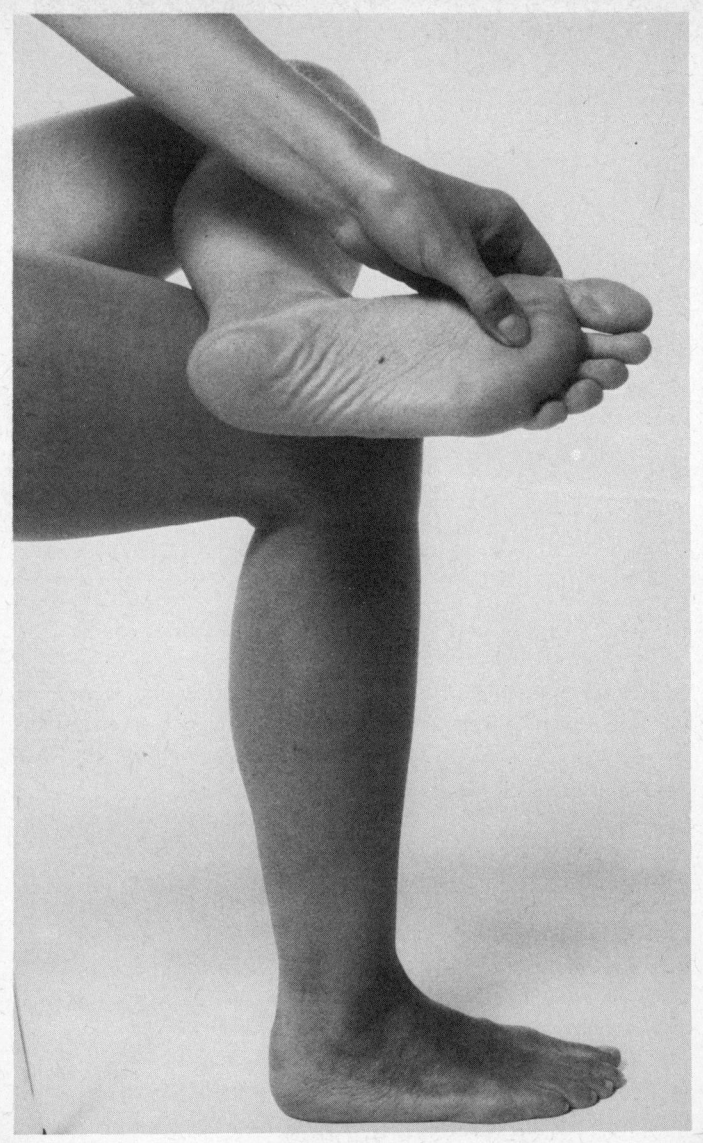

Verstopfung

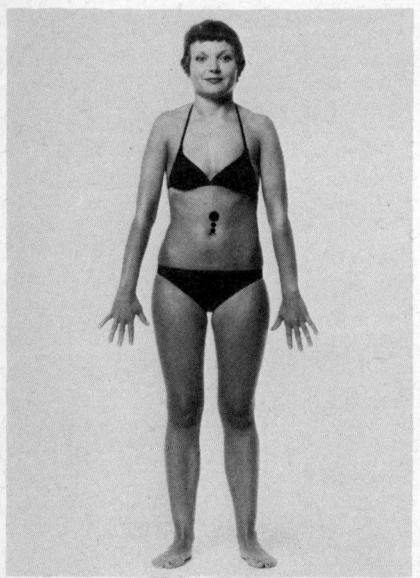

Speziell bei chronischer Verstopfung kann der Darm durch die Akupressur von zwei Punkten aus aktiviert werden.

Der erste liegt auf der Bauchdecke:

Legen Sie drei Finger über den Bauchnabel. Unter dem obersten Finger liegt der gesuchte Punkt. Massieren Sie ihn mit langsamen, kreisenden Bewegungen. Ganz leicht, aber ausgiebig. Wenigstens zwei Minuten lang. Wiederholen Sie diese Akupressur mehrmals am Tag.

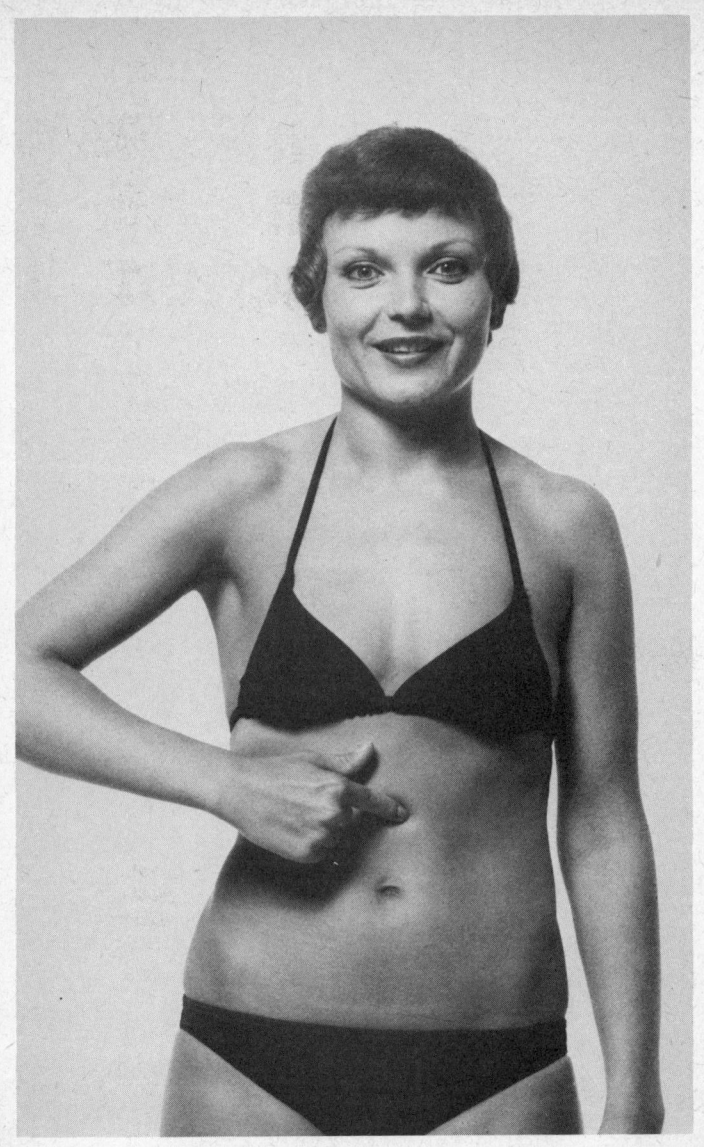

Verstopfung (Fortsetzung)

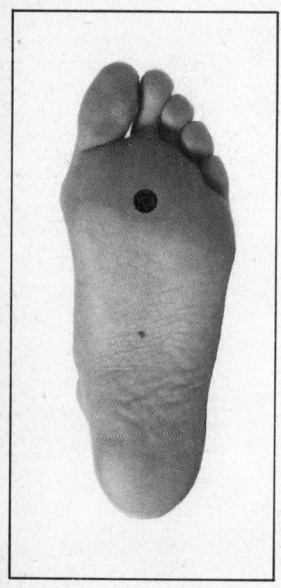

Der zweite Punkt liegt auf der Fußsohle:

In der Vertiefung zwischen dem Ballen der großen Zehe und den übrigen Zehenballen liegt ein deutlich druckempfindlicher Punkt. Massieren Sie ihn mit dem Daumen, indem Sie einen Fuß über das andere Bein legen. Der Druck darf dabei recht kräftig sein. Massieren Sie möglichst ausgiebig, also drei bis fünf Minuten lang, erst am linken Fuß, dann am rechten, am besten morgens vor dem Aufstehen und abends vor dem Schlafengehen.

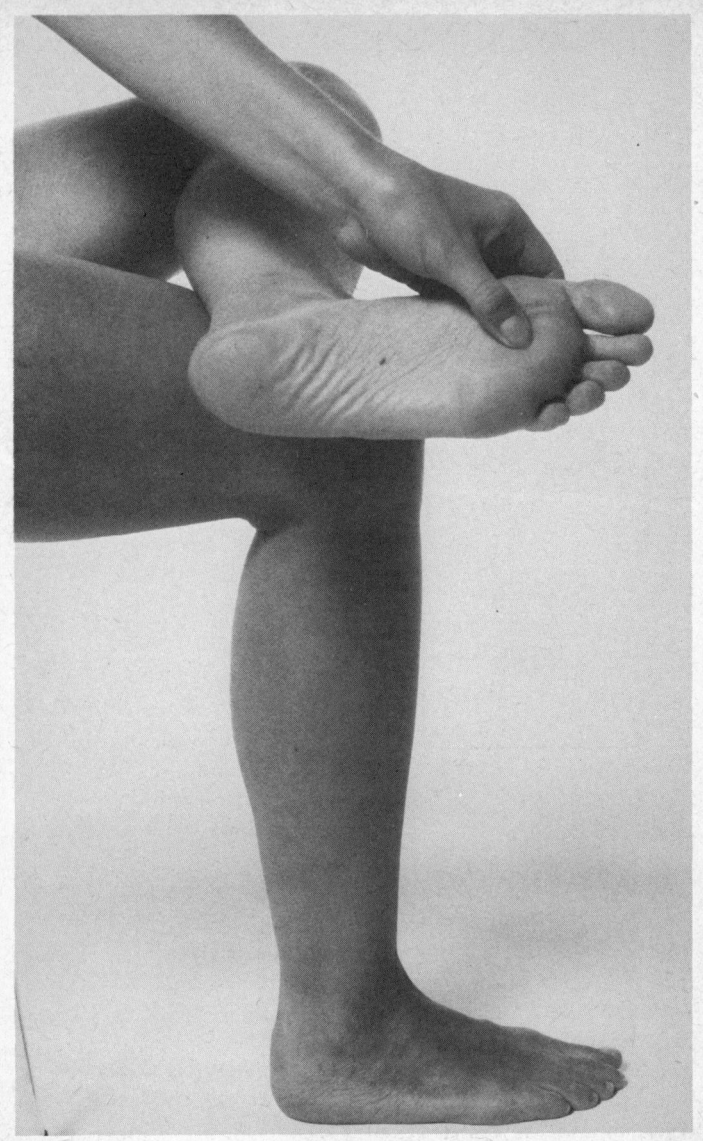

Wechseljahrbeschwerden

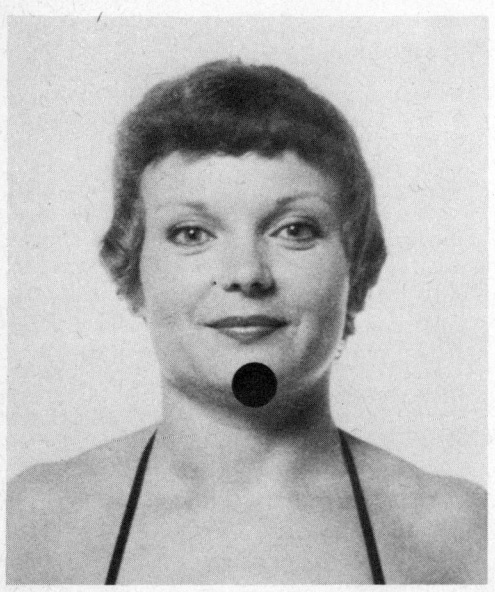

Bei Hitzewallungen, Depressionen, Unruhe und Reizbarkeit als Folge der Hormonveränderungen in den Wechseljahren hat sich folgende Akupressur-Behandlung bewährt:

Der erste Schritt:

Massieren Sie mit ruhigen Kreisbewegungen das Grübchen im Kinn mit Ihrem Zeigefinger. Erst links-, dann rechtsherum, etwa zehnmal.

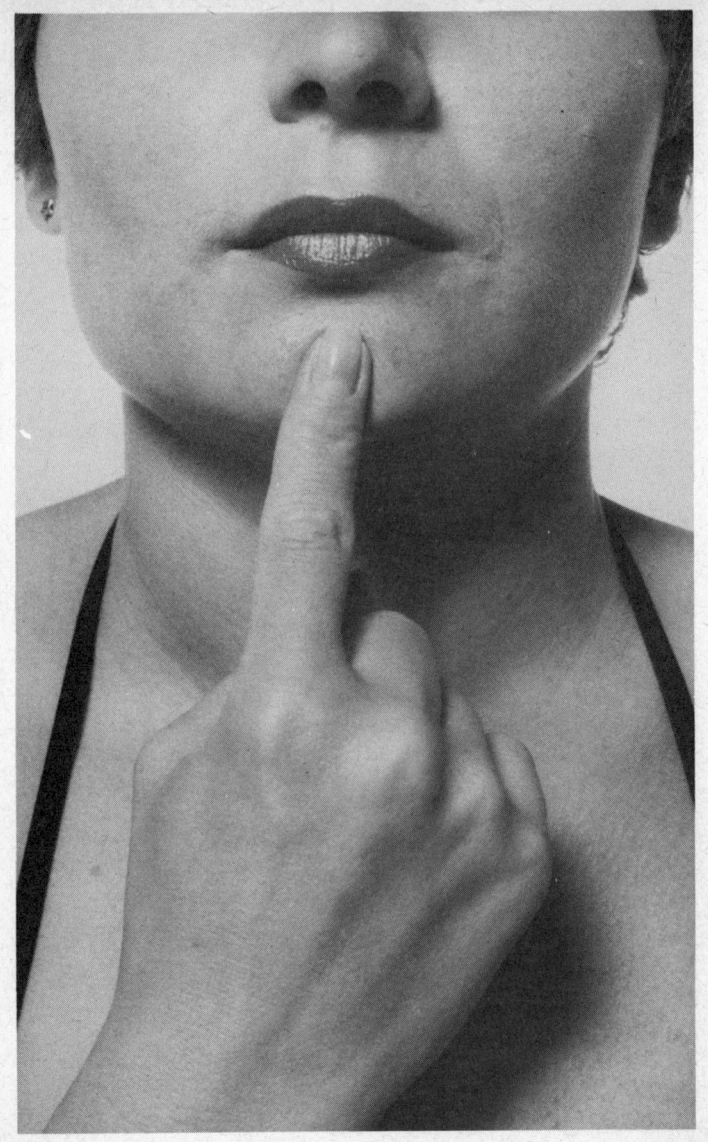

Wechseljahrbeschwerden (Fortsetzung)

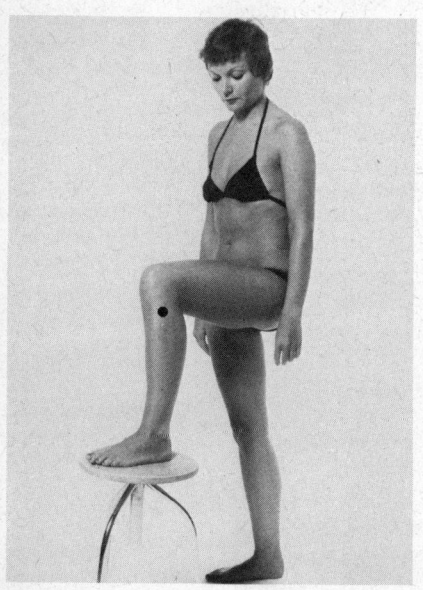

Der zweite Schritt:

Setzen Sie sich entspannt auf einen Stuhl, legen Sie die Knie leicht nebeneinander. Tasten Sie die Kniescheibe ab und legen Sie dann vier Finger unterhalb von ihr auf das Schienbein. Nun ziehen Sie die Hand so lange zurück, bis der kleine Finger einen Punkt ertastet hat, der sehr empfindlich ist. Drücken Sie mit beiden Mittelfingern gleichzeitig, kräftig und ausdauernd zu. Das darf bis zu fünf Minuten dauern.

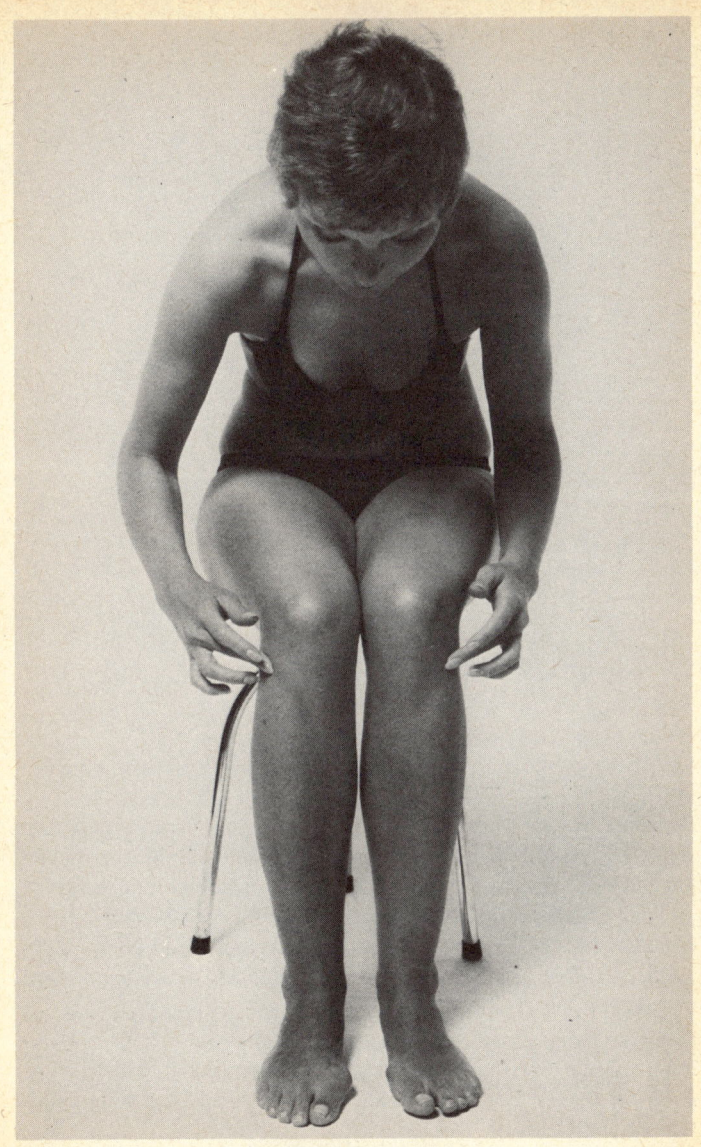

Wechseljahrbeschwerden (Fortsetzung)

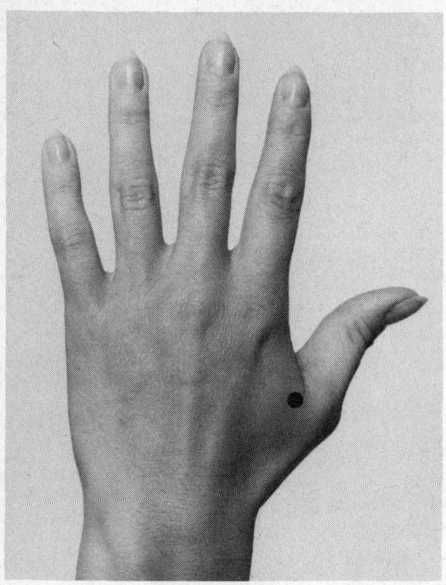

Der dritte Schritt:

Strecken Sie die Hand aus und bewegen Sie den Daumen zum Zeigefinger hin. Genau am Ende der Hautfalte, die dabei entsteht, liegt der gesuchte Punkt, den Sie zwischen Daumen und Zeigefinger der anderen Hand nehmen. Schlagen Sie mit beiden Fingern etwa im Rhythmus des Herzschlags von unten und oben gleichzeitig zehnmal dagegen. Erst an der linken, dann an der rechten Hand.

Am besten führen Sie die ganze Behandlung morgens gleich nach dem Aufstehen durch und abends, ehe Sie zu Bett gehen. Das dauert knapp sieben Minuten.

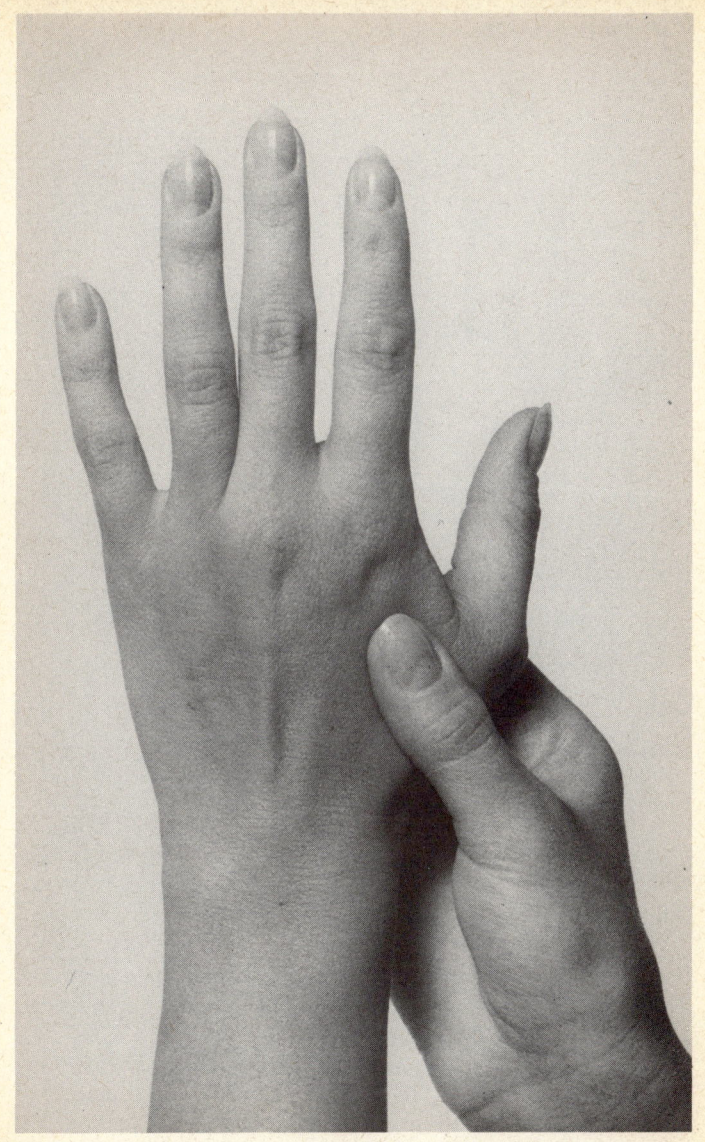

Zahnschmerzen

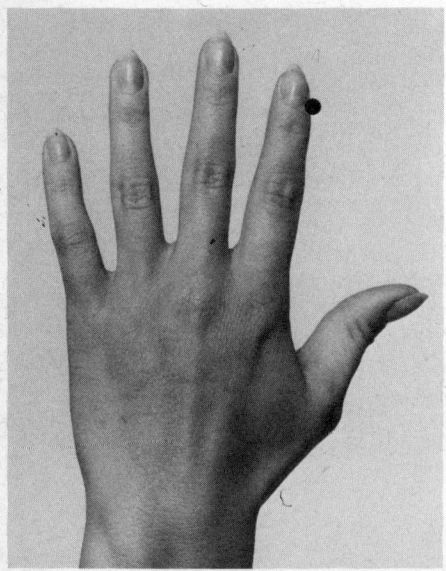

Treten plötzlich Zahnschmerzen auf, und Sie haben keine Möglichkeit, eine Tablette zu nehmen oder zum Zahnarzt zu gehen, dann kneifen Sie sich in den Zeigefinger. Das hilft.

Biegen Sie alle Finger zur Hand, setzen Sie die Daumen gegen das Nagelbett der Zeigefinger und kneifen Sie gleichzeitig an beiden Händen erst leicht, dann immer kräftiger zu. Das darf ruhig zwei Minuten dauern. Nach einer kurzen Pause, in der Sie tief und gleichmäßig durchatmen, können Sie die Akupressur wiederholen — so lange, bis die Schmerzen nachlassen.

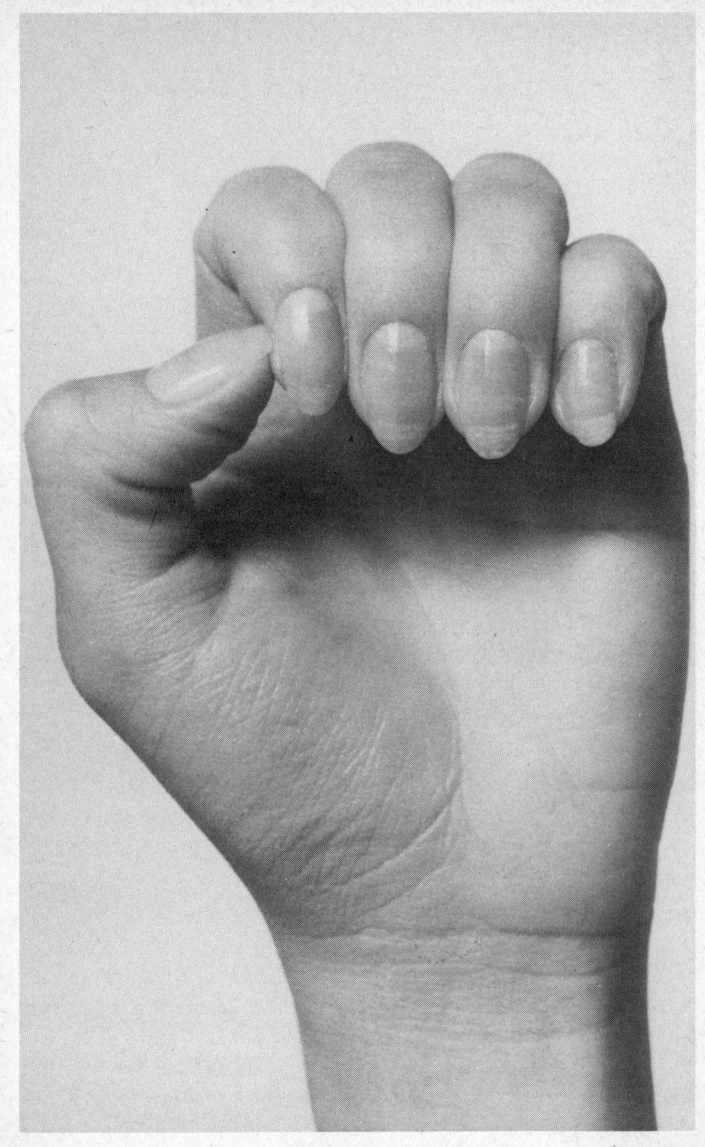

Register

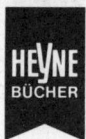
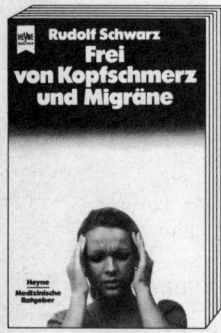
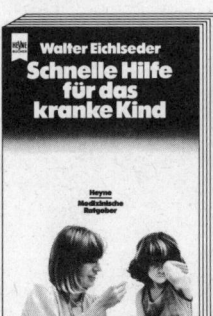
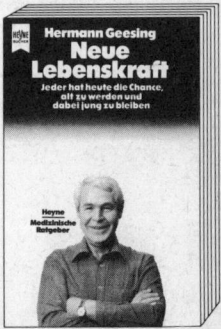

Arztromane
im Heyne-Taschenbuch

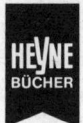

Taylor Caldwell
Doctor Ferrier
(5252 / DM 8,80)

Marie Louise Fischer
Frauenstation
(427 / DM 4,80)
Die Ehe des Dr. Jorg
(845 / DM 3,80)
Gehirnstation
(926 / DM 4,80)
Kinderstation
(945 / DM 3,80)
Gisela und der Frauenarzt
(5389 / DM 3,80)
Kinderärztin Dr. Katja Holm
(5569 / DM 4,80)

Hans Gustl Kernmayr
Geliebte Patientin
(5166 / DM 3,80)

Heinz G. Konsalik
Dr. med. Erika Werner
(667 / DM 3,80)
Der rostende Ruhm
(740 / DM 3,80)
Entmündigt
(776 / DM 3,80)
Der Arzt von Stalingrad
(847 / DM 4,80)
Privatklinik
(914 / DM 4,80)

Der Wüstendoktor
(5048 / DM 4,80)
Diagnose (5155 / DM 4,80)
Engel der Vergessenen
(5251 / DM 5,80)

Frank G. Slaughter
Chefarzt Dr. Carter
(446 / DM 4,80)
Ein Arzt steht allein
(812 / DM 3,80)
Die Frauen von Weston
(932 / DM 4,80)
Ärzte und Frauen
(5003 / DM 3,80)
Der Arzt von Guanamale
(5024 / DM 4,80)
Zwischen Skalpell und Liebe
(5095 / DM 4,80)
Der Chirurg
(5116 / DM 4,80)
Die heilenden Hände
(5219 / DM 5,80)
Dr. med. Spencer Brade
(5265 / DM 4,80)
Tagesanbruch
(5353 / DM 4,80)
Der Ruhm von morgen
(5473 / DM 5,80)

Irwin Philip Sobel
Morgenvisite
(5300 / DM 5,80)

Wilhelm Heyne Verlag München